U0206213

环境内分泌干扰物
与卵巢内分泌疾病

主 编　胡　颖　吴　怡　雍　毅
副主编　　袁东智　李佳川

西南交通大学出版社
·成　都·

图书在版编目（ＣＩＰ）数据

环境内分泌干扰物与卵巢内分泌疾病 / 胡颖，吴怡，雍毅主编. —成都：西南交通大学出版社，2020.12

ISBN 978-7-5643-7920-9

Ⅰ. ①环… Ⅱ. ①胡… ②吴… ③雍… Ⅲ. ①卵巢疾病 – 研究 Ⅳ. ①R711.75

中国版本图书馆 CIP 数据核字（2020）第 255390 号

Huanjing Neifenmi Ganraowu yu luanchao Neifenmi Jibing

环境内分泌干扰物与卵巢内分泌疾病

主编／胡 颖 吴 怡 雍 毅

责任编辑／牛 君
助理编辑／姜远平
封面设计／原谋书装

西南交通大学出版社出版发行

（四川省成都市金牛区二环路北一段 111 号西南交通大学创新大厦 21 楼 610031）
发行部电话：028-87600564 028-87600533
网址：http://www.xnjdcbs.com
印刷：四川煤田地质制图印刷厂

成品尺寸 170 mm×230 mm
印张 8.75 字数 105 千
版次 2020 年 12 月第 1 版 印次 2020 年 12 月第 1 次

书号 ISBN 978-7-5643-7920-9
定价 68.00 元

图书如有印装质量问题 本社负责退换
版权所有 盗版必究 举报电话：028-87600562

前　言

环境内分泌干扰物（Environmental Endocrine Disruptors，EEDs）又称环境激素，是一类干扰人体正常激素合成、贮存、分泌、体内运输、结合及清除等过程的外来物质。EEDs广泛应用于塑料、化妆品、食品、医疗器械等多个行业的生产加工环节，近年来发现其不仅在饮品、食物中均有检出，还大量存在于大气、工业废水、城市生活污水和土壤环境中。该类物质具有亲脂性、易挥发、生物毒性和残留期长等特点，并可通过生物富集和食物链的放大作用在人体内富集，能干扰激素功能、引起个体或人群可逆性或不可逆性生物学效应，对人类的生活环境与健康有直接和间接影响。

目前已鉴定或疑似的 EEDs 有 800 余种，典型的包括双酚 A（Bisphenol A，BPA）、邻苯二甲酸酯（Phthalate Esters，PAEs）和多溴联苯醚（Poly Brominated Diphenyl Ethers，PBDEs）等，常见的还包括重金属类无机污染物。环境介质中的 EEDs 可能通过饮食摄入、空气吸入、皮肤接触等不同途径进入人体并富集，表现出拟自然激素或抗自然激素的作用，干扰正常性激素的作用，表现出生殖毒性、致癌作用、致畸作用、免疫毒性和神经毒性等，其中以生殖毒性最为显著。基础和流行病学研究表明，双酚 A、邻苯二甲酸酯、多溴联苯醚等环境内分泌干扰物与女性生殖功能损伤密切相关，EEDs具有持久性、半挥发性的特点，可通过低剂量、长时期以及隔代作用等方式对女性的生殖及内分泌功能造成严重损害，与早发性卵巢功能不全、多囊卵巢综合征等女性卵巢内分泌疾病发生相关。此外，EEDs可能是生殖障碍、出生缺陷、发育异常、代谢紊乱以及某些恶性肿瘤的发病率增加的原因之一。因此深入探讨环境内分泌干扰物与卵巢内分泌疾病的关系，具有重要的科学和现实意义。

本书分为两章。第 1 章重点介绍双酚 A、邻苯二甲酸酯、多溴联苯醚、重金属类环境内分泌干扰物以及环境和生物样品的分析方法；第 2 章首先介绍两种重要的女性生殖相关卵巢内分泌疾病：早发性卵巢功能不全和多囊卵巢综合征，然后重点介绍双酚 A、邻苯二甲酸酯、多溴联苯醚与早发性卵巢功能不全和多囊卵巢综合征的相关流行病学和基础研究。

本书第 1 章主要由吴怡（博士、高级工程师、四川省生态环境科学研究院土壤与地下水所副所长）、胡颖（博士、四川大学华西第二医院妇产科副主任医师）、雍毅（研究员、国务院政府特殊津贴获得者、四川省生态环境科学研究院固废所所长、四川省环境科学学会固废专委会主任）组织撰写、审校，其具体分工为：张力（工程师、四川省生态环境科学研究院固废所）、彭晓曦（工程师、四川省生态环境科学研究院固废所）完成部分内容的撰写和方法实验，黄祥（工程师、四川省生态环境科学研究院固废所）、张韵洁（工程师、四川省生态环境科学研究院固废所）、韩雨岐

（助理工程师、四川省生态环境科学研究院固废所）完成审校。第 2 章由胡颖撰写，吴怡、袁东智（博士、四川大学华西基础医学与法医学院副教授、硕士研究生导师）、李佳川（中药学博士、药理学博士后、西南民族大学药学院副教授、硕士研究生导师）参与第 2 章的审校。

本书的顺利出版首先要感谢四川大学华西第二医院和四川省生态环境科学研究院的大力支持，同时本书得到了国家自然科学基金青年基金（项目批准号 21507094）和四川省科技厅科研院所公益性基本科研项目的支持，在此一并表示感谢。

衷心感谢四川大学华西第二医院、四川省生态环境科学研究院各位领导和老师们对本书的支持和指导，衷心感谢四川大学华西第二医院生殖内分泌科全体老师及笔者的恩师许良智教授课题组。

本书在编写过程中，除部分内容来自作者的课题研究外，还参考了国内外许多著作和论文，在此表示衷心的感谢。

由于作者水平和经验有限，加之时间仓促，书中缺点和错误在所难免，望读者批评和指正。

胡　颖

2020 年 10 月

目　录

1　环境内分泌干扰物（EEDs）……………………………………… 001

1.1　环境内分泌干扰物总论 ………………………………………… 002

1.2　双酚 A ……………………………………………………………… 005

　1.2.1　双酚 A 的理化性质 ……………………………………… 005

　1.2.2　双酚 A 的生物毒性 ……………………………………… 006

　1.2.3　双酚 A 的内分泌干扰机制 ……………………………… 008

　1.2.4　双酚 A 污染现状与研究进展 …………………………… 009

1.3　邻苯二甲酸酯（PAEs）…………………………………………… 015

　1.3.1　邻苯二甲酸酯的理化性质 ……………………………… 015

　1.3.2　邻苯二甲酸酯的生物毒性 ……………………………… 016

　1.3.3　邻苯二甲酸酯的污染现状与研究进展 ………………… 018

1.4　多溴联苯醚 ………………………………………………………… 024

　1.4.1　多溴联苯醚的理化性质 ………………………………… 025

　1.4.2　多溴联苯醚的生物毒性 ………………………………… 027

　1.4.3　多溴联苯醚的内分泌干扰机制 ………………………… 031

　1.4.4　多溴联苯醚的污染现状与研究进展 …………………… 034

1.5　其他环境内分泌干扰物 ………………………………………… 040

　1.5.1　重金属类环境内分泌干扰物 …………………………… 040

1.6　环境和生物样品分析方法 ……………………………………… 045

　1.6.1　样品的前处理技术 ……………………………………… 045

　1.6.2　分析测试技术 …………………………………………… 050

本章参考文献 ……………………………………………………………… 058

2　环境内分泌干扰物与早发性卵巢功能不全、多囊卵巢
　　综合征 ……………………………………………………… 067

2.1　两种重要的女性生殖相关卵巢内分泌疾病 ……………… 068
　　2.1.1　早发性卵巢功能不全 …………………………………… 068
　　2.1.2　多囊卵巢综合征 ………………………………………… 076
2.2　环境内分泌干扰物与早发性卵巢功能不全、
　　多囊卵巢综合征 …………………………………………… 085
　　2.2.1　双酚 A 与早发性卵巢功能不全、多囊卵巢综合征 … 085
　　2.2.2　邻苯二甲酸酯与早发性卵巢功能不全、多囊卵巢
　　　　　综合征 …………………………………………………… 099
　　2.2.3　多溴联苯醚与早发性卵巢功能不全、多囊卵巢
　　　　　综合征 …………………………………………………… 107

本章参考文献 …………………………………………………… 112

1

环境内分泌
干扰物（EEDs）

1.1 环境内分泌干扰物总论

环境内分泌干扰物（Environmental Endocrine Disruptors，EEDs）又称环境激素，是一类干扰人体正常激素合成、贮存、分泌、体内运输、结合及清除等过程的外来物质，影响人体新陈代谢和生长发育。这类物质主要包括邻苯二甲酸酯类、多氯联苯等有机物污染物和 Cd、Pb、As、Cr、Zn 等重金属，具有亲脂性、易挥发、生物毒性和残留期长等特点，并可通过生物富集和食物链的放大作用在人体内富集，具有长期的环境累积性和潜在风险性。人们已经意识到环境内分泌干扰物的暴露可增加罹患某些疾病的风险。已有多项研究提示环境内分泌干扰物暴露可诱发不同种类的生殖发育障碍。基础和流行病学的研究表明，EEDs 对动物雌激素、雄激素、甲状腺素、儿茶酚胺等呈现显著的干扰效应，与人类卵巢早衰、生殖系统肿瘤、性早熟、月经紊乱、子宫内膜异位症等女性生殖系统疾病有一定关系，可能是生殖障碍、出生缺陷、发育异常、代谢紊乱以及某些恶性肿瘤的发病率增加的原因之一。近年来发现其不仅在饮品、食物中均有检出，还大量存在于大气、工业废水、城市生活污水和土壤环境中。常见的 5 类环境内分泌干扰物见表1-1，其中分布最广的是环境有机污染物双酚 A、邻苯二甲酸酯和重金属类无机污染物。

表 1-1　环境内分泌干扰物的分类

分类	包含物质	来源
天然雌激素	雌二醇、雌酮、雌三醇	生物体内细胞分泌

分类	包含物质	来源
植物性雌激素和真菌性雌激素	异黄酮类、香豆雌酚和玉米赤霉烯酮	大部分来源于豆科植物和环境中霉菌毒素
人工合成雌激素	己烯雌酚、己烷雌酚、炔雌醇、炔雌醚	口服避孕药或促进家畜生长的同化激素
环境污染物	邻苯二甲酸酯类（PAEs）	聚乙烯塑料的增塑剂和软化剂、驱虫剂以及合成橡胶、润滑油的添加剂等
	烷基酚类包括壬基酚、塑料增塑剂、乳化剂、漂洗剂、环氧树脂、辛基酚等和双酚 A	聚丙烯酸酯
	DDT 等有机氯杀虫剂和除草剂	合成农药
金属类	铅、镉、砷等	

双酚 A（Bisphenol A，BPA）是一种环境类雌激素，会导致人和动物生殖系统、组织器官、神经系统、免疫系统、生长发育等的异常[1, 2]，属于一种严重的环境内分泌干扰物。随着全球经济和社会的发展，这类物质对环境的污染日趋严重，其对环境和生物的危害越来越受到科学界和公众的广泛关注[3]。

双酚 A 具有一定的水溶性，低挥发性，易于生物降解[2]。双酚 A 是重要的精细化工原料，主要用于生产多种高分子材料，如聚碳酸酯、聚砜树脂、聚苯醚树脂等；还可作为聚氯乙烯热稳定剂、橡胶防老剂、农用杀虫剂、增塑剂等；在医药方面，也被用作一种杀真菌药物。其下游产品广泛应用于生产罐头内包装、食品包装材料、牙科填充剂、婴儿用品等塑料行业[4]。近年来，受下游需求影响，世界双酚 A 的生产能力迅猛增长。2010 年，世界的双酚 A 总生产能力为558万吨/年，2015年，中国8家双酚A生产企业产能达到115万吨/年，供应量达到79.5万吨/年，2016年增加到687.4万吨/年，预计未来需求量更大[5, 6]。中国内地是目前世界上最大的双酚 A 生产地，其生产能力为 121 万吨/年，约占世界双酚 A 总生产能力的17.60%；其次是美国，其生产能力为 105.2 万吨/年，约占总生产能力的 15.30%；再次是韩国，生产能力为 98 万吨/年，约占总生产能力的 14.26%[6]。双酚 A 生产、使用数量大，使用范围广，在生产、使用和废弃处理的过程中，极有可能通过各种途径和方式进入环境中。

邻苯二甲酸酯（Phthalic Acid Esters，PAEs）俗称塑化剂，是一类重要的环境激素，也是重要的化工原料，作为塑料制品生产必需的增塑添加剂而广泛应用于化妆品、涂料、化肥、农药、服装、润滑剂等行业。我国既是 PAEs 的生产大国也是其消费大国，据报道，我国每年产生的 PAEs 量高达数百万吨。这类化合物在生产、使用和废弃处理的过程中，极有可能通过各种途径和方式进入环境中，不仅会严重影响大气、水环境和土壤质量，还可通过人体暴露等方式影响身体健康与生殖功能。因此，美国国家环保局（Environmental Protection Agency，EPA）将 6 种邻苯二甲酸酯化合物列入 129 种重点控制的污染物名单中，包括：邻苯二甲酸二甲酯（DMP）、邻苯二甲酸二乙酯（DEP）、邻苯二甲酸二丁酯（DBP）、邻苯二甲酸二辛酯（DOP）、邻苯二甲酸丁基苄基酯（BBP）和邻苯二甲酸（2-乙基己基）酯（DEHP），其土壤环境控制标准分别为：0.020、0.071、0.081、1.125、4.350 和 1.200 mg/kg，污染治理标准为 2.0、7.1、8.1、50.0、50.0 和 50.0 mg/kg，并将每日允许经过口摄入的 DBP 最大参考剂量定为每日 0.01 mg/kg。在 PAEs 污染的巨大环境压力下，欧盟于 2005 年通过玩具等产品中限制使用 PAEs 的禁令；我国在 2008 年也将 DMP、DBP、DOP 这 3 种邻苯二甲酸酯类化合物列入我国优先控制的环境污染物名单中，并且在全国土壤污染现状调查中将 PAEs 列为必测项目之一。虽然 PAEs 类环境激素比二噁英（Dioxin）、多氯联苯（PolyChlorinated Biphenyis，PCB）、多环芳烃（Polycyclic Aromatic Hydrocarbons，PAHs）等持久性有机污染物（Persistent Organic Pollutants，POPs）毒性低，残留期较短，但因其生产量巨大，适用范围广，几乎所有的人每天都会接触，在大气、土壤、饮用水、蔬菜、水果、水产品及其包装中均含有 PAEs，对人体的暴露影响极大。

环境内分泌干扰物问题在 20 世纪末集中爆发，在全世界范围内引起强烈关注，各国政府部门、研究机构针对这类新型的污染物，积极采取行动，美国国家环保局开始着手建立并开发环境内分泌干扰物的筛选办法；日本环境省于 1997 年召开风险性对策讨论会并发布《关于外因性扰乱内分泌化学物质的研究中期报告》，发表"环境荷尔蒙战略计划 SPEED 98"。由此，有关环境激素在环境中的分布、迁移、富集及对人体暴露等问题引起了全世界的高度重视和深入研究。

1.2　双酚 A

1.2.1　双酚 A 的理化性质

双酚 A（Bisphenol A，BPA），即 2，2-双对羟苯基丙烷，是由刚性平面芳环和可塑的非线性脂肪侧链组成，分子式为 $C_{15}H_{16}O_2$，其化学结构如右所示，它的正辛醇/水的分配系数（$\lg K_{ow}$）为 3.4，水中溶解度为 120～300 mg/L，属于难挥发、疏水性有机污染物，稍溶于氯化烷烃和苯类，易溶于醇、酮。在催化剂催化条件下由丙酮和苯酚缩合生成，高酯溶非水溶化合物，常温条件下为白色固体，市售双酚 A 为晶体、球状或片状[7]。

表 1-2 为 BPA 的部分理化参数。

表 1-2　BPA 的部分理化参数

物质名称	分子量	熔点/°C	沸点/°C（kPa）	比重	p_{ka}	蒸气压/Pa	溶解度/mg·L^{-1}	lgK_{ow}	亨利常数/Pa·m^3·mol^{-1}
BPA	228.29	150~155	398（101.3）	1.06~1.195	9.6~11.3	5.3×10^{-6}	120~300	2.20~3.82	4.03×10^{-6}

1.2.2　双酚 A 的生物毒性

1.2.2.1　BPA 的一般毒性作用

BPA 属低毒性化学物，大鼠经口半数致死剂量（LD$_{50}$）为 3 250 mg/kg，吸入暴露 LD$_{50}$ 为 0.02%，小鼠经口 LD$_{50}$ 为 2 400 mg/kg[8]。在职业生产和日常生活中，BPA 可通过皮肤呼吸道、消化道等途径进入人体。BPA 对皮肤、呼吸道、消化道和角膜均有中等强度刺激性。据报道，根据移民群研究资料，估计每天人类摄入 BPA 最大量是 1 μg/kg。

1.2.2.2　BPA 的生殖毒性

据报道，BPA 能对雌性和雄性动物均造成负面生殖影响。Mathews 等人[7]报道 BPA 与苯甲酸雌二醇有类似作用，可增厚大鼠平滑肌，增高宫腔上皮高度，子宫增重，阴道开口时间提前，有明显的剂量-效应关系。VomSaal 等人发现 BPA 可透过血睾屏障影响精子的生长和发育，孕期小鼠被低剂量的 BPA 作用后产下的雄鼠生殖器较小，精子数量减少。此外，BPA 还可使切除卵巢的小鼠子宫糖原浓度升高，阴道角质化。Ysutsui 等人发现双酚 A 能诱导乳腺癌细胞 MCF-7 的运通受体表达，刺激 MCF-7 细胞增殖。

1.2.2.3　BPA 对遗传物质的影响

有报道显示，BPA 能对遗传物质造成损伤，可直接对 DNA 造成损伤或对染色体造成损伤。张江华[9]等研究发现，在体外，BPA 可使染色体断裂和畸变，具有一定的遗传毒性效应；在体内，BPA 因被代谢，其代谢产物无活性，不会对细胞或机体产生遗传毒性，但低剂量（10 μmol/L）BPA 暴露具有 DNA 氧化损伤作用（$P<0.05$），随着双酚 A 剂量增加，DNA 损伤效应相应增加，损伤可引发机体释放多种 DNA 损伤修复酶修复双酚 A 造成的 DNA 损伤。BPA 对染色体的损伤效应研究结果见表 1-3。

表 1-3　BPA 对染色体的损伤效应

测试系统	细胞株/菌株/动物	代谢活化系统/S9	结果
体外实验 染色体畸变实验/结构畸变	CHO 细胞	-	+
染色体畸变实验/数量畸变	SHE 细胞	-	+
微核试验	V79 细胞	-	+
体内试验 显性致死试验	雄性 SD 大鼠		-

1.2.2.4　BPA 的胚胎发育毒性

BPA 对大、小鼠均具有胚胎发育毒性，会导致妊娠小鼠死亡，死亡率高达 18%，进行体外培养的胚胎会出现形态异变[8]。

1.2.2.5 BPA 对免疫系统的影响

研究发现 BPA 能影响非特异性免疫防御系统，4 周龄雌性 BALB/c 变种实验室小鼠连续 5 天皮下注射 5 mg（kg·d·bw）的双酚 A 后，小鼠脾脏内 T 细胞、B 细胞以及巨噬细胞数量明显降低。主动感染后发现，小鼠淋巴细胞和巨噬细胞在感染部位的迁移、聚集受到一定程度的抑制，血清白介素 6（IL-6）水平和中性粒细胞的吞噬活性减弱，小鼠非特异性免疫防御系统机能降低。

1.2.2.6 其他影响

BPA 可对人体的肝、肾、脾、肺等多器官产生损害作用[10]；对动物主要有诱导脊椎前凸反应、假早熟青春期、两栖类性逆转和对前列腺的低剂量效应，有研究表明，双酚 A 也可提高虹鳟鱼和蟾蜍的异性化及雄体内卵黄素水平[8]。

1.2.3 双酚 A 的内分泌干扰机制

BPA 进入机体后与细胞内雌激素受体结合，通过多种机制产生拟雌激素或抗雌激素作用，从而干扰内分泌系统的正常功能，对机体产生多方面的影响。

1.2.3.1 雌激素受体结合

双酚 A 可在进入机体后与雌激素核受体 ER-α 和 ER-β 结合，结合方式与雌二醇（E_2）相似，活化的雌激素受体与细胞核中雌激素反应元件结合，使生长因子等蛋白转录表达。Klotz 等人用双酚 A 作用于小鼠，发现双酚 A 与雌激素相似，通过激活子宫胰岛素样生长因子 I（IGF-I）信号通路，使小鼠子宫 IGF-I 的 mRNA 水平增高，受体磷酸化。

1.2.3.2　胚胎发育干扰

龙鼎新等人研究发现 BPA 的胚胎发育毒性与其对脏层卵黄囊（VYS）的影响密切相关。当作用于大鼠胚胎的双酚 A 含量大于 60 mg/L 时，大鼠胚胎 VYS 血管分化将受到负面影响，影响胚胎造血功能，削弱胚胎发育的营养物质和血氧供应，引起胚胎新陈代谢紊乱，进而使胚胎发育不良，产生畸形胚胎。

1.2.3.3　基因表达抑制

甲状腺激素（TH）是人和动物正常脑发育所必需的，TH 轻微和一过性不足对人的认知有影响，脑发育阶段 TH 一过性不足还会导致不同的认知缺陷。有报道 BPA 能与 TR 结合，影响 TH 的信号传导，抑制 TR 介导的基因转录活动。

1.2.4　双酚 A 污染现状与研究进展

1.2.4.1　大气污染现状

BPA 主要存在于水体及沉积物中，大气中的含量很少。释放到环境中的 BPA 除了与水体混合外，还历经悬浮物、沉积物或污泥的吸附、光降解、生物降解等过程，这些过程直接影响到其在环境中的存在状态及其生态和毒理效应。

BPA 在大气中的污染主要包括含 BPA 垃圾的焚烧、加工或制造释放到环境中。Rudel[11]报道了居室内和办公室空气中 BPA 浓度为 0.002 ~ 0.003 μg/m³，而灰尘中的 BPA 浓度为 2.3 ~ 7.82 μg/g，在塑料车间内空气中 BPA 浓度为 0.208 μg/m³。Berkner[12]测得大气气溶胶 BPA 的浓度为 5 ~ 15 pg/m³。Kamiura[13]测得日本空气中 BPA 的浓度为 2.9 ~ 3.6 ng/m³。在美国，仅 2008 年超过 577 吨 BPA 通过制造或加工释放到环境中，同时 1 226 吨 BPA 通过异地转移焚毁或转移到市政污水处理厂排放[1]，佛罗里达沿海水域室内空气中达 0.1 ~ 1.8 ng/m³。

1.2.4.2 水环境污染现状

水是污染物在环境中迁移转化的重要介质，BPA 在水体中可通过迁移、吸附、沉降等作用及食物链对不同种类水生生物的生长、发育及生殖产生影响[14]。关于 BPA 在水环境中的迁移转化和生态毒性研究，国内已有相关的综述性报道[15,16]。水环境中的 BPA 污染与人为排放有关，污水处理和垃圾填埋是水环境中 BPA 污染的主要途径。受污染的土壤经过雨水冲刷或地表径流形式将 BPA 释放汇入水环境，也是水环境中 BPA 的一大来源。研究表明，污水中的 BPA 并不能完全被降解，将随污水排放等途径进入水环境[17]，而 BPA 在垃圾渗滤液中的含量则更高。

世界各地不同种类的水环境样品中均有双酚 A 检出的报告。有研究表明，不同季节荷兰的海洋、河口、淡水中双酚 A 含量为 11 ~ 330 ng/L[18]；葡萄牙地表水中双酚 A 含量为 0.07 ~ 4.0 μg/L[19]。Fromme[20]报道地表水中的双酚 A 浓度为 0.000 5 ~ 0.41 μg/L。

Suzuki[21]对地表水中 BPA 及其降解产物 BPA-COOH、BPA-OH、3-OH-BPA 进行了测定，其浓度分别为 2～230、5～75、3～16 和 3～11 ng/L。有报道发现在德国饮用水中检出 300 pg/L～2 ng/L 的双酚 A。德国的北海和易北河地表水中检出的双酚 A 高达 776 ng/L，河底沉积物中双酚 A 含量为 66～343 mg/kg[22]。Heemken[22]和 Stachel[23,24]也对易北河及其支流地表水中双酚 A 含量进行了检测，双酚 A 浓度分别在 0.009～1.3 μg/L 和 4～92 ng/L。Hendriks 等[25]测得莱茵河三角洲的地表水 BPA 浓度为 0.119 μg/L。Matsumo-to[26,27]检测了河水和污染地表水中 BPA 的浓度< 0.01～1.9 μg/L。Bolz[28]研究测得德国西南部溪流和河流地表水中 BPA 的浓度为 50～272 ng/L，发现用 PET 瓶盛装的矿泉水水样中可以检出 2～10 ng/L 的双酚 A。Yamamoto[29]也发现从塑料容器中迁移到水体的 BPA 浓度在最高可达 139 ng/L。亚洲的韩国蔚山湾沉积物中则为 54 mg/kg[30]。而在我国，天津海河中 BPA 的浓度为 0.019 1～0.106 0 μg/L，平均浓度为 0.034 8 μg/L[31]。同时也有地表水中未检出双酚 A 的研究报道[25,32]。

Fromme[20]报道了 BPA 在污水厂出水中为 0.018～0.702 μg/L，沉积物中为 0.01～0.19 mg/kg，污水处理厂的污泥中为 0.004～1.363 mg/kg。Zafra[33]报道了城市污水中 BPA 浓度为 0.01～2.50 μg/L。Staples 等[32,34]发现在加工制造工厂附近的水样中 BPA 浓度在 1.0～8 μg/L。Bolz[28]检测了德国西南部的沉积物和污水处理厂污泥中的 BPA，污泥中的浓度比沉积物的浓度高一个数量级。Fürhacker[17]同时测定了 9 个混合样品中 BPA 的浓度，结果表明 BPA 的浓度、污水流量是变化的，造纸废水是城市污水处理厂进水中 BPA 的主要来源，生活污水中 BPA 的浓度较低，BPA 的处理效率为 90%。佛罗里达沿海水域可检测到 BPA 浓度为 4.4～190.0 ng·L^{-1}[35]。对北京某典型污水厂调查结果显示，在城市污水系统的污染物中 BPA 含量最高达 825 μg/L[36]。

中国局部区域以及部分国家或地区的局部区域水体中 BPA 污染水平见表 1-4。

表 1-4　中国局部区域以及部分国家或地区的
局部区域水体中 BPA 污染水平[14]

取样			BPA 水平	
国家或地区	检测地点	年份	水样中双酚 A 浓度范围 /μg·L^{-1}	沉积物中双酚 A 浓度范围 /μg·kg^{-1}
中国	天津海河	2003	0.019～8.3	-
	广州水体	2005—2006	0.006～0.48（枯水期） 0.013～0.88（丰水期）	
	珠江水系	2006—2007	0.044～0.64	-
	武汉水系	未说明	0.009～0.20	-
	武汉东湖	2003—2004	15.1～62.5	990～13 420
	青岛胶州湾	2005	0.002～0.03（夏季） 0.004～0.09（冬季）	1.3～20.3（夏季） 0.7～15.4（冬季）
	胶州湾临近河流	2005	0.02～0.25（夏季） 0.03～0.26（冬季）	3.5～27.3（夏季） 2.4～15.4（冬季）
	珠三角	2006—2007	-	<1.7～429.5

取样			BPA 水平	
日本	东京湾	1998	0.02～0.03	0.11～48
韩国	蔚山湾	1999	-	<1.0～53.5
德国	易北河	2000	0.004～0.092	10～380
北美和欧洲		1997—2007	0.01～0.47	0.6～162

1.2.4.3　土壤和沉积物污染现状

BPA 在垃圾渗滤液、污水处理厂的出水及其污泥和沉积物中都能检出，且其浓度一般都较地表水中浓度大。Bolz[28]检测了德国西南部的沉积物和污水处理厂污泥中的 BPA，浓度分别为 0.5～15 $\mu g \cdot kg^{-1}$，污泥中的浓度比沉积物的浓度高一个数量级。在日本，垃圾渗滤液中 BPA 浓度高达 17.2 $mg \cdot L^{-1}$[37]；德国学者对德国西南部 Baden-Wurttenberg 河流底泥物中 BPA 残留量进行了测定，浓度范围为 0.5～15 $ng \cdot g^{-1}$；Heemken[22]等在易北河底泥中测得 BPA 的残留量为 66～343 $ng \cdot g^{-1}$；国内胶州湾底泥中 BPA 残留浓度为 0.7～5.4 $ng \cdot g^{-1}$。广东中山鱼塘底泥中 BPA 的残留浓度低于胶州湾水体以及德国 Baden-Wurttenberg 河流和易北河河底泥中 BPA 的残留水平[31]。

Stachel[23]测得在易北河及其支流沉积物中 BPA 浓度为 10～380 $\mu g/kg$。Yamamoto[37]测定了垃圾填埋滤液中 BPA 的浓度为 1.3～17 200 $\mu g/L$，认为垃圾中的废塑料是 BPA 的主要来源，也是环境中 BPA 的重要来源。

1.2.4.4　生物污染现状

BPA 的生物富集系数（BCF）为 5 ~ 196[38]。BPA 在鱼体的不同部分浓度水平不同，在肝脏为 2 ~ 75 ng/g，鱼肉中为 1 ~ 11 ng/g[18]，并且有研究表明 BPA 主要分布在鱼的肝脏[39,40]。有研究学者在芹菜、人尿液及血清中均发现了 BPA 的存在[40,41]。

1.2.4.5　食品污染现状

食品罐内涂料主要是环氧树脂涂料与酚醛树脂涂料，这些涂料均使用了 BPA。自 1996 年 Cooper 等报道了从食品罐中检出 BPA 后，各国的研究人员都对罐装食品中的 BPA 展开了调查[7]。2001 年 Goodson 等[24]对来自欧洲、加拿大、美国、南非及泰国等十几个国家生产的 62 份蔬菜、鱼、饮料、浓汤、什锦、甜食等罐头中的 BPA 进行了检测。结果，38 份样品的 BPA 含量小于检测限（0.002 mg/kg），一份羊肉检出 BPA 含量为 0.38 mg/kg，其他样品的 BPA 含量均小于 0.07 mg/kg。

双酚 A 是生产聚碳酸酯（PC）的重要原料。聚碳酸酯广泛应用于婴儿奶瓶、微波炉饭盒及饮用水、饮料的包装材料中。彭青枝[45]等检测出聚碳酸酯水桶及聚碳酸酯奶瓶中的 BPA 含量分别为 77.7 μg/L 和 45.6 μg/L。

卫碧文[46]等测得蜡质饮料纸杯、饮料纸杯和食品包装纸中的 BPA 含量分别为 51.92 mg/kg、140.50 mg/kg 和 64.95 mg/kg。

1.2.4.6　其　他

吕刚[47]等测得聚乙烯包装材料中 BPA 含量为 6.28 μg/kg。另外张文德[48]等在聚氯乙烯（PCV）瓶垫中也发现了 BPA。

1.3 邻苯二甲酸酯（PAEs）

1.3.1 邻苯二甲酸酯的理化性质

PAEs 通常是用邻苯二甲酸酯二甲酸酐与醇类发生酯化反应得到，其反应式见下式：

PAEs 的化学结构是由一个刚性的平面芳烃和两个可塑的非线性脂肪侧链组成，其化学结构决定了其物理化学性质和进入环境后的行为。PAEs 为无色透明的油状黏稠液体，在常温下蒸汽压低，比重与水接近，难燃烧，凝固点低，有很强的抗寒性，是邻苯二甲酸的一类重要衍生物。

PAEs 是亲脂性的有机物，其辛醇-水分配系数较高，水溶性低，水解慢，易溶于甲醇、乙醇、乙醚等有机溶剂，具有难挥发且脂溶性高的特性，这使得该类化合物具有很大的流动性及较小的挥发性和较差的水溶性。在水环境中倾向于从水相向沉积物或生物体转移，以吸附态附着在固体颗粒物上并在生物体内累积。常见的 6 种邻苯二甲酸酯的理化性质参数见表 1-5。

表 1-5　6 种常见 PAEs 的理化性质

项目	邻苯二甲酸二甲酯（DMP）	邻苯二甲酸二丁酯（DBP）	邻苯二甲酸正辛酯（DOP）	邻苯二甲酸二乙酯（DEP）	邻苯二甲酸丁基苄酯（BBP）	邻苯二甲酸二乙基己基酯（DEHP）
分子式	$C_{10}H_{10}O_4$	$C_{16}H_{22}O_4$	$C_{24}H_{38}O_4$	$C_{12}H_{14}O_4$	$C_{19}H_{20}O_4$	$C_{24}H_{38}O_4$
分子量	194.19	278.3	390.57	222.24	310	390
沸点	282 ℃	340 ℃	386.9 ℃	298 ℃	370 ℃	384 ℃
溶解性	溶于水和一般有机溶剂	难溶于水，溶于大多数有机溶剂	不溶于水，溶于大多数有机溶剂	不溶于水，溶于一般有机溶剂	不溶于水，溶于一般有机溶剂	不溶于水，溶于一般有机溶剂
性状	无色、无臭油状液体	无色透明、芳香气味油状液体	无色透明油状液体有特殊气味	无色透明油状液体	无色透明、微芳香味油状液体	无味油状液体
稳定性	耐光稳定	耐光稳定	耐光稳定	耐光稳定	耐光稳定	耐光稳定
用途	增塑剂、防水剂、浮选剂等	增塑剂、杀虫剂等	增塑剂等	增塑剂、润滑剂、杀虫剂等	增塑剂等	增塑剂等

1.3.2　邻苯二甲酸酯的生物毒性

环境介质中的 EEDs 可能通过饮食摄入、空气吸入、皮肤接触等不同途径进入人体并富集，表现出拟自然激素或抗自然激素的作用，干扰正常性激素合成，表现出生殖毒性、致癌作用、致畸作用、免疫毒性和神经毒性等，直接危害人体健康。

邻苯二甲酸酯类对人体的毒性作用以生殖毒性最为显著。其主要靶器官是雄性生殖系统，邻苯二甲酸二乙基己基酯（DEHP）的生殖毒性机制主要有与睾丸 Leydig 细胞、Sertoli 细胞、Germ 细胞等作用干扰雄激素合成，也可通过干扰芳香酶活性及与激素合成运输有关的基因及蛋白的表达影响激素的合成、分泌及运输。DEHP 主要通过影响胎盘脂质及锌代谢影响胚胎发育。对比 56 对不孕症患者和 56 对已育有一个或更多孩子的夫妻的尿液中的邻苯二甲酸酯代谢产物——邻苯二甲酸单酯的含量，发现此两类夫妻尿液中邻苯二甲酸酯代谢产物浓度存在明显的差异，证明邻苯二甲酸酯可以影响人类的生育能力，而且对男女均有影响。

其次，PAEs 的致突变性和致癌性是其作为增值子而引起的，以 DEHP 引发睾丸癌为例，DEHP 通过其一级代谢产物 MEHP 作为过氧化物酶体增生物，激活啮齿类动物体内的 PPARs，PPARs 和视黄醇类 X 受体形成异源二聚体，影响核糖核酸的形成，导致基因突变，形成睾丸癌。DEHP 对鸡雏模型具有遗传毒性，具有致畸和致行为异常作用，而且 DBP 具有类似效应。邻苯二甲酸二己酯（DnHP）具有胚胎致死性和致畸性。

在肝脏和肾脏毒理学方面研究较多的是 DEHP 和 DBP，并且二者往往表现出联合染毒效应。主要发现有：DEHP 对小鼠肝脏的毒性作用机制可能为脂质过氧化反应，DBP 能够对体外大鼠肝脏细胞造成氧化损伤，DBP 和 DEHP 联合染毒对大鼠肝脏具有脂质过氧化作用。DBP 和 DEHP 一次性单独及一次性联合染毒对雄性 SD 大鼠尿液超氧化物歧化酶活力和丙二醛含量有影响。有研究发现 DBP、DEHP 单独和联合染毒均能在短期内对大鼠肾脏造成显著的氧化损伤，且联合染毒效应更高。

此外，环境激素对植物的生长发育也存在毒性。特别是对蔬菜的危害最为突出，可破坏叶绿素和阻碍叶绿素的形成，使得叶肉变薄变白，最后导致细胞坏死；还可能使得微生物群体平衡失调，破坏水生生态系统变化，有研究发现 DEHP 对翡翠贻贝内脏团和外套膜抗氧化防御系统酶具有明显的影响，可诱导引起 2 种组织内脂质过氧化损伤，并且短期内这种损伤无法消除，并且对红鳍笛鲷幼鱼组织酶活在实验浓度下影响显著；DBP 可能通过作用于短裸甲藻线粒体和细胞膜，导致活性氧（ROS）的过量积累是其抑制藻细胞生长的主要机制，从而引起藻细胞氧化损伤，最终导致细胞空洞化死亡。此外，DBP 除了对水生生物存在氧化胁迫外，还存在着神经毒性。

1.3.3 邻苯二甲酸酯的污染现状与研究进展

1.3.3.1 大气污染现状

大气中的 PAEs 以蒸汽和气溶胶（吸附于颗粒物上）两种状态存在，以气溶胶为主，PAEs 在大气中的含量与大气中颗粒物的浓度呈显著正相关。其主要来源于塑料制品生产、喷涂涂料、塑料垃圾焚烧和农用膜中增塑剂的挥发等环节，目前世界各地的大气中均检出 PAEs。PAEs 在不同粒径大气颗粒物上的分布规律存在差异，一般认为，其存在状态与其分子量大小有关，烷基链小于 6 个碳的 PAEs 主要以蒸汽状态存在，而大于 6 个碳的 PAEs 则以颗粒状态存在。研究表明：大气中 PAEs 的含量和组成特征随季节变化而变化，其原因可能和大气温度、颗粒物浓度、颗粒物粒径大小以及人类活动程度有关。此外，城市地区大气中 PAEs 的含量比人类活动较少的海洋上空含量高，工业区空气中浓度又比一般地区高。

根据北京市夏季大气中 PAEs 组成与含量特征的研究结果，发现北京市夏季大气可吸入颗粒物中 PAEs 的种类达 15 种，主要为 DEP、DBP 和 DEHP。其中 DBP 含量最高，为 172.47 ng/m³，DMP 最低，为 8.2 ng/m³。

关于南京市春夏秋冬四季 6 大功能区（工业区、交通区、文化区、商业区、园林风景区和居民生活区）大气气溶胶中的 PAEs 分布研究，发现大气气溶胶中检出的 PAEs 有 DMP、DBP 和 DEHP，其含量随功能区和季节不同而变化，平均浓度表现为工业区>居民生活区>交通区>商业区>文化区>园林风景区，DMP 和 DBP 在冬、秋季的平均含量高于春、夏季，DEHP 在春夏秋冬四季的平均含量相差不大。

天津市大气 PM₂.₅ 中 PAEs 的污染状况结果表明，大气 PM₂.₅ 中 PAEs 污染以 DBP 和 DEHP 为主；PM₂.₅ 中 6 种 PAEs 浓度与 PM₂.₅ 浓度存在相关关系；文教区 PAEs 浓度低于工业及居住区浓度；大气 PM₂.₅ 中 PAEs 经呼吸的日均暴露量 DMP 和 DBP 较高，且男性高于女性。

截至目前，还没有关于大气中 PAEs 含量的控制标准和指标出台，现有调查及研究主要考察国民经济领域中使用量较大的 DBP 和 DEHP。我国大气环境中 PAEs 数据有限，时间跨度较大，不连续，监测范围小。从已有数据可发现，区域性含量差别较大，污染水平在区域范围内随时间的变化无法准确判断总体污染情况。

1.3.3.2 水环境污染现状

在我国《污水综合排放标准（GB8978—1996）》中对第二类污染物最高允许排放浓度，DBP 的一级、二级、三级标准分别为 0.2 mg/L、0.4 mg/L 和 2.0 mg/L，DOP 分别为 0.3 mg/L、0.6 mg/L、

2.0 mg/L。

水环境中 PAEs 主要有两大来源：直接途径是含有 PAEs 的废水、固体废弃物堆放以及塑料制品的缓慢释放；大气中 PAEs 可能通过干湿沉降的方式进入水环境。地表水一般都不同程度地含有 PAEs，浓度在 0.1～1000 μg/L，由于土层的吸附过滤和净化作用，地下水中一般含量较低，在我国海河流域中 PAEs 在干流中广泛存在，其中 DBP、DEHP 浓度较高，共占 PAEs 的 72.7%～96.2%。

Brossa 研究了西班牙海水以及自来水中 PAEs 含量，结果发现海水和自来水中 DBP 和 DEHP 的含量水平分别为 0.3～0.48 μg/L 和 0.1～0.12 μg/L，而西班牙一些工业港口海水中 DEHP 的含量则达到 1.62～2.12 μg/L。我国多个湖泊、河流、城市水体中均检出有 PAEs 存在，在一些城市饮用水中也检出微量 PAEs。Yuan 等对我国台湾河流的 14 个表层水中 8 种 PAEs 的浓度进行测定，发现 8 种 PAEs 在所有样品中均有不同程度的检出。钟嶷盛等对北京市公园水体中 PAEs 的含量特征进行了研究，结果显示水体中总 PAEs 浓度为 6.4～138.1 μg/L，平均值为 27.9 μg/L，主要污染物为 DBP 和 DEHP，以东南部和西北部公园的水体污染较为严重。

1.3.3.3　土壤污染现状与来源

现有数据表明，我国目前农业土壤已不同程度地受到了 PAEs 的污染，其中 DEHP 和 DBP 检出较多，为主要超标因子，DMP、DEP、BBP 和 DOP 检出较少，部分地区土壤中 PAEs 含量超过美国国家环保局（USEPA）规定的土壤控制标准，低于治理标准。总体来看，具有 PAEs 检出率高，影响面积大，区域差距明显等特征。

以广东省典型农区土壤为例，USEPA 优先控制的 6 种 PAEs 化合物的浓度范围为从未检出至 25.99 mg/kg，平均含量 0.67 mg/kg；江苏沿江地区农业土壤中 DBP 为 0.31 ~ 0.87 mg/kg，DEHP 为 0.01 ~ 1.11 mg/kg；山东省蔬菜种植土壤中 DBP 和 DEHP 在全部土壤样品中均被检出，约 30% 的样品 DBP 与 DEHP 含量在 10 ~ 20 mg/kg，其余含量均低于 1.0 mg/kg。

在经济发达、人口密度大的地区，土壤中 PAEs 浓度相对较高，例如广州与深圳地区农业土壤中其平均浓度为 21.03 mg/kg，杭州地区土壤中 11 种 PAEs 化合物的平均浓度为 2.75 mg/kg；而经济次发达地区如湖州地区土壤中 6 种 PAEs 平均浓度仅为 0.16 mg/kg，南昌地区农业土壤中 4 种 PAEs 含量只有 0.07 mg/kg。

究其原因，绿色蔬菜大棚种植在我国的农村中发展速度越来越快，目前我国已成为世界绿色蔬菜种植大棚使用面积最大的国家。搭建大棚最主要的材料之一为塑料薄膜，而薄膜中往往含有大量 PAEs，PAEs 与薄膜聚烯烃分子之间以氢键或范德华力作用，各自具有相对独立的物理化学性质，PAEs 十分容易通过地表径流等方式进入土壤而残留。我国各地区土壤中 DEHP 浓度与当地农用地膜消耗量存在很好的相关性，也说明了农用地膜大量使用是我国农业土壤 PAEs 污染的重要原因之一。

另外一大原因即是污泥等固体废弃物不合理的农用可能将 PAEs 带入农田，从而加剧其污染程度。蔡全英等研究发现，农田中使用广州和佛山两污水处理厂的污泥之后，土壤中 PAEs 总浓度比不用污泥的对照土壤提高了 125% ~ 136%，其中 DEHP 组分的浓度显著提高，比对照土壤高出了 3 ~ 6 倍；DOP 和 DEHP 含量分别达到 0.72 和 0.49 mg/kg，而对照土壤中均未检出；DEP 含量由 0.01 mg/kg 增加到了 0.10 mg/kg 以上，比对照土壤提高了一个数量级。

1.3.3.4　固体废物中的 PAEs 水平

城市污水处理厂是城市生活用水最终的处理之处，能够在某种程度上反映城市居民在 PAEs 化合物的环境暴露情况，作为一种疏水性的物质，PAEs 在污水处理厂的出水中往往含量较低，而污水处理厂余下的污泥中 PAEs 的含量可能高达数百 mg/kg，如果土地就近消纳 PAEs，PAEs 将不可避免地释放进入土壤、地下水系统，因此污泥的规范处置是我国污水厂普遍面临的一大难题。

关于污泥中邻苯二甲酸酯的研究较少，基本上还处于初步阶段，主要集中在污水处理厂生活污泥的 PAEs 含量分布现状、污泥中某几种 PAEs 在特定环境下的降解作用等方面。莫测辉等通过测定我国内地与香港共 11 个城市污泥中的 6 种 PAEs（DMP、DBP、BBP、DBP、DEHP、DOP）的含量，结果发现不同城市污泥中各种 PAEs 含量有着较为明显的差异，主要与污水来源、类型与处理方式有关，污泥中 6 种邻苯二甲酸酯总含量在 10.465 mg/kg ~ 114.166 mg/kg，平均为 29.830 mg/kg；这 11 个城市中除北京污泥中 PAEs 含量最高外，其他城市均低于 100 mg/kg。与国外研究相比，德国、美国等城市污泥中的 DEHP 含量高达 136 ~ 578 mg/kg（干污泥）。

DEHP 作为毒性最强的 PAEs 类化合物，其降解作用是目前污泥研究中相对较多的，目前学术界较为一致地认为 DEHP 化学性质较为稳定，难以被生物降解，并且其浓度积累会阻碍 DBP 的生物降解。对于不同条件下的好氧污泥降解行为，有研究发现 DEHP 在厌氧污泥与好氧污泥中均有检出，含量约在 105 ~ 154 mg/kg，在良好的通风、日照和湿度环境下，好氧污泥中 DEHP 在 189 天后的去除率约为 30%，残留浓度高于丹麦的农用污泥标准。Banat 发现在 16 m³/（m³·h）的通风和温度 63 ℃的条件下，96 小时内 DEHP 的去除率达 70%。利用土壤泥浆-好氧序批式活性污泥法（SBR）工艺生物修复 DEHP 污染土壤时发现，当添加足够的营养物质时，DEHP 非常易于生物降解，24 小时后其去除率可达 96%。

对于厌氧污泥，Alatriste-Mondragon 发现 DEHP 在厌氧环境下也难以生物降解，其积累会阻碍 DBP 的生物降解，造成反应器消化过程的不稳定，停止投加 DEHP 可减弱对 DBP 的生物降解的阻碍作用，但沼气产生不能恢复到添加前的水平，反应器运行的其他工艺参数不受 DEHP 积累的影响，其毒性类似于长链脂肪酸对污泥中微生物种群造成影响。而进一步关于厌氧消化 DMP、DBP 和 DOP 3 种 PAEs 的研究表明，其生物降解速率与侧链烷基链长有关，较短侧链的 DMP、DBP 降解率为 90%以上，长侧链的 DOP 降解速率较慢，且这三种 PAEs 符合反应一级动力学特征。

近年来随着我国经济的快速发展和城市化建设的推进，城镇污水处理行业得到迅速发展。截至 2015 年，我国城镇污水处理能力已达到 2.17 亿 m^3/d，"十三五"期间预计将新增污水集中处理设施规模 5 022 万 m^3/d，按 85%的处理设施负荷率，处理每万立方米污水产生 6 吨含水率 80%的湿污泥计算，预计我国新增湿污泥产量将以每年 190 万吨的速度逐年递增。但目前污泥的处理一直是污水处理厂最为头疼的问题：垃圾填埋场不允许污泥直接进入倾倒；干化焚烧虽然可以大幅度缩减体量并达到无害化处理，但该方式耗时耗能，热能利用率不高，并不完全是一种低碳环保的处理方式，而且现阶段这类项目的环评难以获得附近所有居民的积极支持，难以得到批复和开工建设，因此污泥安全、环保的处理处置方式是一大迫在眉睫、亟待解决的难题，如四川省宜宾市、广元市等地市级污水处理厂即因为污泥消纳问题一直深受困扰。堆肥腐熟污泥土地消纳和使用土壤改良剂是目前污泥处置的出路之一，但污泥中含有的有害物质仍极有可能造成二次污染。从近年来对城市生活污泥和土壤的研究发现，越来越高含量的 PAEs 被检出，高含量的 PAEs 对土壤基础呼吸、过氧化氢酶活性产生抑制作用，使微生物多样性下降，严重污染时还可能对土壤物质分解、养分固定、元素循环及植物生长等生态过程产生严重影响。因此，污泥土地利用方式不尽安全，有可能成为农业生产的一大风险，还需要在污泥农用方面开展更为细致的研究工作。

1.4　多溴联苯醚

多溴联苯醚（polybrominated biphenyl ethers，简称 PBDEs）是一类价格不昂贵且阻燃性能优秀的溴代阻燃剂[49]，也是一类环境中广泛存在的全球性有机污染物，常被添加到电子产品、化工产品、纺织制品和建筑材料等复合材料中中以提高产品的防火性能。由于其具有环境持久污染性、远距离传输性、生物可累积性及对生物和人体具有毒害效应等特性，2009 年 5 月联合国环境规划署正式将四溴联苯醚、五溴联苯醚、六溴联苯醚和七溴联苯醚列入《关于持久性有机污染物的斯德哥尔摩公约》。常用的 PBDEs 混合物有五溴联苯醚、八溴联苯醚和十溴联苯醚[50]。我国自 2014 年禁止生产、使用和进出口五溴和八溴联苯醚，仅商用十溴联苯醚还未禁 止[51]。五溴联苯醚主要被加入聚氨基甲酸酯泡沫中用于制造家具、地毯和汽车座椅等，八溴联苯醚主要用于纺织品和塑料中，如各种电器产品的机架，特别是用于电视和电脑产品，十溴联苯醚是全球使用最广泛的 PBDEs。在使用电器和拆解电子垃圾的过程中，由于 PBDEs 不是以化学键结合到材料上[52]，会因为温度升高释放出来，进而经过挥发、灰化、渗出、沉积、大气干湿沉降等各种途径迁移进入水、土、气、沉积物等环境介质，再通过生物累积、食物链、空气灰尘暴露等方式进入人体。

1.4.1 多溴联苯醚的理化性质

多溴联苯醚是一组溴原子数不同的联苯醚混合物，有四溴联苯醚、五溴联苯醚、六溴联苯醚、八溴联苯醚、十溴联苯醚等 209 种同系物，相对分子量较大、熔点高、蒸汽压低、水溶性低，辛醇-水分配系数高。多溴联苯醚化学式为（$C_{12}H_{10-m-n}Br_{m+n}o$（$m \leqslant 5$，$n \leqslant 5$ 且 $m + n \leqslant 10$），具有双苯环结构，母体结构如下所示。

低溴联苯醚中最常见的为四溴联苯醚 BDE-47，高溴联苯醚中最常见的为十溴联苯醚 BDE-209，结构分别如下：

BDE-47

BDE-209

环境介质中的高溴代的 PBDEs 在光照条件下有可能逐步、连续降解成低溴代的 PBDEs，进而生成二噁英和呋喃类[53]物质，进一步增加环境风险，刘芃岩等总结其光解过程如下所示。

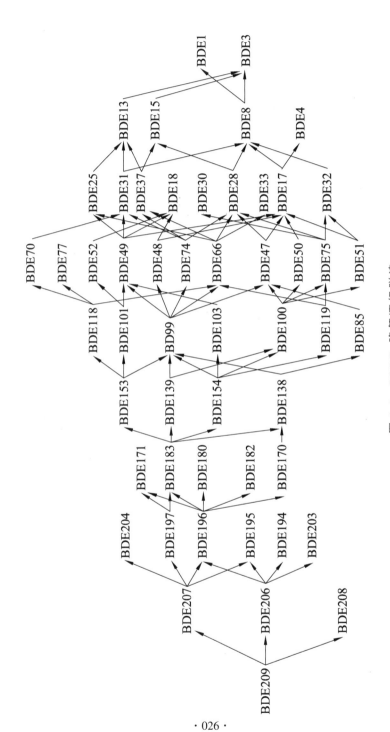

图 1-1 PBDE 降解逐级脱溴

降解反应的机理是还原脱溴，在紫外光或日光灯照射下、微生物代谢条件下，PBDEs 都有可能发生醚键断裂以及环化作用和重排作用。在厌氧微生物作用下[50]，高溴代同系物比低溴代同系物更容易脱溴，比如在沉积物中 BDE-209 最终易降解成 BDE-28 和 BDE-17。

下表为几种主要多溴联苯醚单体的基本理化性质。由于 209 种单体无法一一通过实验测得其理化性质，堵锡华等[50]采用神经网络结构研究预测其 209 种同系物的理化性质如色谱保留时间（t_R）、正辛醇/空气分配系数（$\log K_{oa}$）和超冷流体蒸气压。

表 1-6　PBDEs 主要单体的基本理化参数

单体	熔点 /°C	溶解度 /mg·L⁻¹	蒸汽压/Pa	辛醇-水 分配系数 /log K_{ow}	辛醇空气 分配系数 /log K_{oa}
BDE-47	84	1.5×10^{-2}	1.86×10^{-3}	6.11	10.53
BDE-99	92	9.4×10^{-3}	1.76×10^{-5}	6.61	11.32
BDE-100	100	4.0×10^{-2}	2.86×10^{-5}	6.51	11.18
BDE-153	162	8.7×10^{-4}	2.09×10^{-6}	7.13	11.86
BDE-154	132	8.7×10^{-4}	3.80×10^{-6}	—	11.93
BDE-183	17	1.5×10^{-3}	4.68×10^{-7}	7.14	11.96
BDE-209	—	1.3×10^{-3}	5.42×10^{-11}	9.97	

1.4.2　多溴联苯醚的生物毒性

PBDEs 对实验动物具有肝肾毒性、生殖毒性、胚胎毒性、神经毒性和潜在致癌性等，研究表明其对动植物以及人类特别是儿童可能具有潜在的发育神经毒性。低溴代联苯醚比高溴代更易被生物体吸收和富集，大气、水体和土壤中痕量的PBDEs可通过食物链最终进入人体，可能对人类的健康造成危害。

1.4.2.1　急性毒性

多溴联苯醚为淡黄色、无特殊气味的粉末状物质，对皮肤无刺激作用，急性毒性很低，大鼠经口半数致死剂量（LD_{50}）高达5 800～7 400 mg/kg。

1.4.2.2　发育毒性

胎儿体内的多溴联苯醚代谢物可能来源于母体[54]，有研究表明其有可能从母体通过胎盘转移到胎儿体内。对 670 名西班牙怀孕妇女的研究发现，孕妇体内的 PBDEs 会影响胎儿的生长及胎儿出生后的大小；对美国北卡罗来纳州 246 名孕妇的研究发现，母乳中的 PBDEs 可能会影响 0～6 岁婴儿的身高体重比；对我国 232 名幼儿的研究发现，脐带血中的 PBDEs 含量与幼儿语言发育有显著的负相关[55]。对中国山东 215 例出生队列的研究发现，BDE-28 与男性胎儿出生体重之间呈明显的负相关。对瑞典 413 例产妇研究和美国加州 286 例孕妇研究发现，孕妇体内的 BDE-47 是同系物中浓度最高的，孕期的 PBDEs 暴露可能与胎儿出生体重呈负相关，且对男婴的影响大于女婴[54]。

对暴露在 PBDEs 中的美国的 234 对夫妇检测中发现，母亲血液中的 BDE-28 的浓度与所产女婴出生时的体长呈负相关；对中国 388 名孕妇血液的检测发现，孕妇血液中的 BDE-28 浓度与新生儿体长呈负相关；对 670 份西班牙母血和 543 份新生儿脐带血进行检测发现，PBDEs总浓度与20～34周胎儿腹围、体重BMI、双顶径及胎儿出生后头围呈明显的负相关。

1.4.2.3 生殖毒性

雄性成年小鼠在接触 BDE-47 后，精子获能率和获能后精子的活力参数均发生了降低，生精小管中的生殖细胞凋亡也明显增加[55]。青年男性血清中 BDE-153 浓度与其精子浓度呈负相关，成年男性血浆中 PBDEs 的浓度与其精子活力呈负相关。

雌性小鼠暴露在 PBDEs 下成年后，其卵巢重量和雌二醇水平下降[56]。BDE-71 也可降低雌性斑马鱼体内的雌二醇水平，影响细胞色素酶 P450 的表达，从而导致雌性斑马鱼的产卵数和卵黄蛋白含量的下降。对 223 名孕妇血清中 BDE-47，-99，-100 和-153 含量的检测，对比怀孕期间发现，PBDEs 的混合物能显著降低生育女性的受孕率。

1.4.2.4 胚胎毒性

怀孕的小鼠暴露在 BDE-71 下，会降低子鼠体内高酮的浓度；雌性 SD 大鼠和斑马鱼在孕前暴露在 PBDEs 混合物下，会导致子代畸形率的显著上升[55]。怀孕的小鼠交配后口服 BDE-47 会导致胎鼠死亡率和低出生体重的增加[54]，原因可能是胎盘组织中丝裂原活化蛋白激酶（MAPK）被激活，影响胎盘内的激素和胎鼠的宫内发育。低剂量的 PBDEs 混合物就可以过度激活人体小脑颗粒细胞的细胞外调节蛋白激酶（ERK），引起细胞凋亡，破坏学习记忆能力[57]。BDE-28/47/99/100 的暴露均可导致斑马鱼幼苗的畸形[51]，母代斑马鱼暴露于 BDE-209 会导致子代慢肌纤维和快肌纤维排列无序和松散，使得幼鱼的意识、行为、协调性和学习记忆能力被削弱，其原因可能是组织蛋白酶 Cathepsin 大量基因编码出现上调，导致骨骼发育异常。斑马鱼幼苗暴露在 DE-71 中会导致视网膜内核层面积增加，内丛状层面积减小和神经节细胞密度减小；BDE-47 会导致幼鱼光受体细胞层排列紊乱，机制可能是 PBDEs 导致视蛋白基因的表达受影响。

对广东贵屿地区 153 份脐带血的研究发现，血中 PBDEs 总浓度明显高于对照区域，新生儿的死亡、早产和不良出生可能与 PBDEs 的孕期暴露有关联。对 309 份妊娠期妇女血清中 PBDEs 的检测发现，母亲暴露于 PBDEs 会导致儿童较低的智商水平和较高的多动症指数[57]。

1.4.2.5 植物毒性

低溴代联苯醚对于植物细胞的毒性高于高溴代同系物，在低浓度时即可抑制植物生长[52]。5 μg/L 的 BDE-47 可以显著降低玉米的发芽率，用 2.5 μg/L 的 BDE-47 处理小球藻 96 小时就可以导致叶绿体和线粒体显著损伤，严重影响光合作用。5～15 μg/L 的 BDE-47 及其衍生物就可以诱导玉米叶片中产生显著的过氧化氢和氧负离子的积累，这种活性氧的积累会产生氧化胁迫，从而损伤光合色素以及其他大分子物质。而高浓度的 BDE-209 对于植物光合系统产生的伤害较小，比如黑麦草经过 28 小时 100 μg/L 的 BDE-209 处理后，它的叶片叶绿素 a 含量没有明显变化，仍能维持较高的光合活性。

PBDEs 可以通过线粒体通路、内质网通路和死亡受体通路这 3 条线路诱导细胞凋亡，机理可能是 PBDEs 可以干扰细胞内钙离子稳态，导致钙离子大量进入细胞质，引起细胞代谢紊乱，这可能是细胞凋亡的主要诱因。

1.4.2.6 潜在致癌性

目前十溴联苯醚对啮齿类动物具有致癌性的研究较多，对人类的致癌性研究较少[58]。有研究发现，2010 年香港女性子宫纤维瘤患者体内 PBDEs 含量显著高于健康女性[57]，可能是 BDE-47、BDE-99、BDE-100 可以模拟雌激素的作用，影响患者的健康，且 PBDEs 可以与人类乳腺癌细胞雌激素受体结合并激活。

1.4.2.7 肝脏毒性

PBDEs 具有亲脂性，容易在肝脏中富集，导致肝脏重量增加、肝细胞变形、微粒体酶活力增强和肝功能损坏等[58]。小鼠经过 BDE-209 灌胃后，血清中谷丙氨酸氨基转移酶（ALT）和天门冬氨酸氨基转移酶（AST）活力升高。鲫鱼离体肝脏组织经过 BDE-47 和 BDE-209 染毒后，肝脏过氧化氢酶（CAT）和谷胱甘肽过氧化物酶（GSH-Px）的活力都有所降低，肝脏产生了氧化损伤。

1.4.3 多溴联苯醚的内分泌干扰机制

1.4.3.1 甲状腺素

PBDEs 的分子结构与甲状腺素 T_3 和甲状腺素 T_4 相似，可以模拟甲状腺素作用，干扰甲状腺功能[57]。刚断奶的母鼠喂食 PBDEs 后 4 天血清中甲状腺素 T_4 水平下降；怀孕母鼠接触 PBDEs 后血清中 T_4 水平下降，且产下的仔鼠血清中 T_4 水平下降，下降的水平与染毒剂量相关[56]，但幼鼠血清中的 T_3 和促甲状腺激素 TSH 没有显著改变[57]。干扰机制可能与甲状腺素合成中的酶有关，PBDEs 可能与血清中转甲状腺素蛋白（TTR）有竞争结合关系，降低了 T_4 或促甲状腺激素的分泌，即干扰 T_4 稳态[51]，从而干扰了正常的月经形势，影响了受孕率。斑马鱼胚胎经过 DE-71 慢性处理后 T_4 含量下降，斑马鱼雌鱼暴露于 DE-71 120 天后血浆中雌二醇含量显著下降，雄鱼血浆中睾酮含量明显上升，胚胎的 F_0 代成鱼产卵量和受精成功率显著下降，F_1 代胚胎孵化和成活率也显著下降[59]。鲫鲫暴露在 BDE-209 21 天后肝脏中甲状腺相关基因表达上调。

对 270 名 27 周的孕妇的血清检测发现，PBDEs 暴露会导致孕期促甲状腺激素水平降低；加拿大对 380 名孕妇血清检测发现，分娩时 PBDEs 的水平与甲状腺素水平呈负相关；电子垃圾拆解厂的工人体内的 PBDEs 水平和血清中的 TSH 都高于正常对照组。

1.4.3.2　生长激素

BDE-209 孕期暴露可显著影响胎盘内皮素-1（ET-1）、诱导性一氧化氮含酶（iNOS）和内皮型一氧化氮含酶（eNOS）的表达[54]，从而导致胎盘血管收缩，减少血液灌注，抑制胎儿在宫内的生长发育。广东贵屿地区产妇脐带血中的 BDE-154、BDE-209 浓度和胎盘中促生长因子（IGF-1）和促生长因子结合蛋白（IGFBP-3）激素水平呈正相关，激素水平的升高可能影响胎儿的发育。

1.4.3.3　神经发育

暴露在 PBDEs 下的实验动物可发生神经行为的改变，尤其是运动和认知功能下降。啮齿类和鱼类的幼体暴露在 PBDEs 下会影响成年后的活动水平、惊恐响应、捕食率和学习能力等[51]。小鼠 PBDEs 染毒后海马组织中长时程增强效应（LTP）减少，导致学习记忆能力下降。海马区是学习记忆的关键脑区，机制可能是 PBDEs 诱发海马神经元发生氧化应激，导致海马细胞凋亡，影响大脑发育。大鼠小脑颗粒细胞和神经胶质细胞用 BDE-47 处理培养后，谷胱甘肽的含量有所改变并发生了氧化应激，引起小脑颗粒细胞 DNA 损伤和凋亡[57]。研究发现 BDE-47 的代谢产物可以使细胞内钙离子浓度增加，导致钙超载，引起钙信号通路失调，蛋白质过度磷酸化，长期的钙离子累积也会导致神经元的损伤和凋亡。雄性小鼠经口暴露于 PBDEs，在成年后会发生运动、直立等自主行为紊乱[51]，大鼠孕期经口暴露后所产仔鼠会出现严重的行为缺陷。尾鳍幼苗暴露于 DE-71 会降低惊恐响应从而增加被捕食的概率。斑马鱼母代暴露于 BDE-209 会影响 F_1 子代的胆碱能神经信号和导致运动神经元发育异常，包括次级神经元发育延迟、分布不规则。原因可能是 DE-71 可干扰斑马鱼幼苗多巴胺的合成及转运，其代谢产物二羟基苯乙酸（DOPAC）含量也显著降低。

有调查发现，329 名孕妇脐带血中 PBDEs 浓度与所产孩子长到 4 岁和 6 岁时的精神和神经发育得分、言语智力商数和心智发展指数呈负相关。荷兰的研究发现孕妇 35 周血清中 PBDEs 的浓度会导致出生后长到学龄的儿童的运动、认知和行为能力造成负面影响。

1.4.3.4 免疫系统

暴露在 PBDEs 下的雏鸟免疫系统会受到损伤，抗体介导的免疫反应也相应降低[56]。自闭症儿童的单核细胞暴露在高浓度 PBDEs 下的白介素-1β 浓度增加速度变快，对照组正常儿童的细胞没有发现这种现象。

1.4.4　多溴联苯醚的污染现状与研究进展

在产品的使用过程中，PBDEs 可通过蒸发和渗漏等进入环境，焚化或报废含有 PBDEs 的废弃物也是 PBDEs 进入环境的主要途径。进入大气中的 PBDEs 会通过大气干、湿沉降作用向水体和土壤转移。

十溴联苯醚由于具有低挥发性和水溶性而极易吸附于泥土和颗粒上，所以大部分都沉积在距污染源较近河流的底泥中和空气的悬浮颗粒中。而低溴代联苯醚具有比高溴代联苯醚更高的挥发性、水溶性和生物富集性，所以普遍存在于河底底泥、水、空气和生物样品中。而贵屿地区的土壤、大气、河底底泥、鱼类以及电子垃圾拆解工人的血液中，高溴代和低溴代联苯醚含量都很高。

1.4.4.1　土壤和水体沉积物

大气中的 PBDEs 可以通过干湿沉降迁移到土壤和水体沉积物中，由于 PBDEs 的辛醇-水分配系数较高和水溶性较低，故沉积物中的残留量通常高于水体中的[60]，河流沉积物和污水厂污泥中以 BDE-209 为主。含有 PBDEs 的固废非法处理和长期露天堆放可能造成因雨水而深入土壤，部分污水厂的污泥用作肥料也会污染土壤[61]。成渝经济区的河流沉积物中 BDE-209 的含量为 12.2～488 ng/g，其余 PBDEs 的含量为 0.31～38.9 ng/g。东海沉积物中 BDE-209 的含量为 0.57～2.87 ng/g，其余 PBDEs 的含量为 0.20-6.45 ng/g[58]。广东珠三角的 BDE-209 浓度为 0.7～7340 ng/g·dw，黑龙江省松花江的 BDE-209 浓度为 2.8-9862 ng/g·dw，而渤海沉积物中 BDE-209 高达 2776 ng/g[62]，明显高于其他地区。胶州湾沉积物总 PBDEs 含量均值为 7.48 ng/g，其中 BDE-209 含量为 6.20 ng/g，以 BDE-209 为主说明主要来源于商业十溴联苯醚，分布规律为胶州湾东海岸>胶州湾西海岸，湾内>湾外。上海的河流沉积物中 PBDEs 具有较高的潜在生态风险[55]，东海的表面沉积物中 PBDEs 的浓度为 0.2~2.09 ng/g，巢湖沉积物中 BDE-209 含量平均值为 2.83 ng/g，其余 PBDEs 的总含量平均值为 1.15 ng/g，可能来源于水体中颗粒物的输入[63]。美国五大湖沉积物中 BDE-209 占比 80%以上[60]，除 BDE-209 以外的 PBDEs 总浓度，美国的五大湖区、韩国、加拿大、瑞士和我国的长三角地区、南海、中国香港、中国台湾等地水平相近[0~14.4 ng/g（dw*）]。

贵屿电子垃圾拆解场内土壤中 PBDEs 平均浓度为 2 909 ng/g，拆解车间附近公路土壤为 191~9 156 ng/g，距离车间 2 km 的农田为 2.9~207 ng/g，且拆解场附近的野生植物、蔬菜、水稻中 PBDEs 均有检出，BDE-209 占土壤中含量的 80%以上[64]。贵屿电子垃圾回收中心附近河流底泥 PBDEs 浓度为 4 434~16 088 ng/g[57]。珠三角流域土壤中 BDE-209 含量平均值为 13.8 ng/g，其余 PBDEs 的含量均值为 1.08 ng/g。青藏高原表层土中 PBDEs 含量为 17.03~298.98 ng/kg，低溴联苯醚占 PBDEs 的 90%以上，说明可能来源是大气远距离传输[58]。

1.4.4.2　水体和水生生物

大量研究表明，仅包含水相的水体中 PBDEs 以 BDE-47 和 99 为主[60]，含有悬浮颗粒相的水体和沉积物中以 BDE-209 为主，而各种水产动物体内均以 BDE-47 为主，通常将 BDE-47 作为海洋鱼类的污染标志物[65]，推测水产动物体内累积的低溴联苯醚一部分来自环境中的高溴联苯醚降解，一部分来自历史残留。对甲壳类动物、

---

* 注：dw—干重，ww—湿重，lw—酯重，下同。

鱼、虾的研究发现，螃蟹的生物-沉积物富集因子高于鱼类，主要是因为螃蟹脂肪含量高。香港水域海水溶解相 PBDEs 的浓度为 11.3 ~ 62.3 g/L[62]，颗粒相的浓度为 26.2 ~ 32.5 g/L。东江水体颗粒相中 BDE-209 的含量为 64 ~ 200 ng/g，溶解相 BDE-209 的含量为 58 ~ 99 pg/L[58]。广东清远电子垃圾拆解地被污染的水库中水相溶解的 PBDEs 总浓度为 24.4 ng/L[51]，贵屿水体中 PBDEs 平均浓度 19.38 ng/L，贵屿污染河流鱼体内的 PBDEs 总浓度为 35.1 ~ 1 088 ng/L（ww），台州电子垃圾拆解场周边水样中的 PBDEs 浓度与工业园区中心距离呈负相关。这两个大型电子垃圾回收和处理中心附近水体污染来源最主要是公开焚烧和倾倒[65]电子垃圾。珠江的水体中平均浓度为 10.398 ng/L，珠江口是中国电子信息产品的制造中心，其水体的 BDE-209 浓度为 76 ~ 5 693 pg/L，主要源于沿岸城市的电子产品使用和电子垃圾排放[60]。

青藏高原的高山湖中鱼体内检出的 PBDEs 含量为 0.09 ~ 4.3 ng/g（dw）[60]，欧洲罗纳河 4 种鱼体内检出的为 4.5 ~ 182.5 ng/g（dw），英国泰晤士河中 3 种鱼体内检出的为 2 ~ 44 ng/g（lw）。美国旧金山的海豹体内 PBDEs 含量从 1989 年的 88 ng/g（lw）增加到 1998 年的 8325 ng/g（lw），我国南海江豚体内的含量从 1990 年的 84 ng/g（lw）增加到 2001 年的 980ng/g（lw），但在全球监管之后，海豹体内的含量出现下降的趋势。渤海贻贝中的 BDE-209 含量为 1 801 ng/g，辽东湾海产品中 PBDEs 的含量为 0.14 ~ 11.7 ng/g。

1.4.4.3 室内外空气及灰尘

PBDEs 在大气中的分布主要是气相和颗粒相[66]，气相中以低溴联苯醚为主（如 BDE-28 和 BDE-47），容易在大气中远距离传输，甚至在北极、青藏高原等地区都有发现；PBDEs 的蒸汽压随溴代数增加而降低，高溴联苯醚更容易与颗粒物结合，颗粒相以 BDE-209 为主[60]。总体规律为：城市>乡村，工业区>非工业区，室内>室外，办公室>家居，灰尘>空气。英国、日本、韩国大气中 PBDEs 含量逐渐降到 10 pg/m^3，远低于中国国内各城市大气中 PBDEs 含量。国内电子垃圾回收区域大气中 PBDEs 含量，远高于其他区域，如台州的电子垃圾拆解场大气中 PBDEs 的总浓度为 894 pg/m^3，BDE-209 的平均浓度为 1 101 pg/m^3，大气灰尘中 BDE-209 的浓度为 163.72 ~ 240 105.81 ng/g，其他 PBDEs 的浓度为 350.8 ~ 4 566.48 ng/g[58]。广州家居 PBDEs 平均浓度为 1 042 pg/m^3，哈尔滨平均为 5.33 pg/m^3，香港为 0.25 ~ 160 pg/m^3。济南市总悬浮颗粒物（TSP）中 PBDEs 的含量为 224.1±14.0 pg/m^3，以五溴联苯醚为主，PM10 中的含量为 156.5±43.7 pg/m^3，以五溴和八溴联苯醚为主，PM2.5 中的含量为 110±27.4 pg/m$^{3[67]}$，五溴、八溴和十溴联苯醚都有分布。导致室内空气中 PBDEs 含量差别的因素主要有电子电器的数量和类型，塑料制品种类，室内通风时间和换气方式等[68]。美国波士顿 31 间办公室的空气中 PBDEs 的平均浓度为 472 pg/m^3，灰尘中的为 2 411 ng/g[57]。澳洲昆士兰家居空气中 PBDEs 的平均浓度为 50 pg/m^3，家居灰尘的 PBDEs 的平均浓度为 376 ng/g，办公室空气中 PBDEs 的平均浓度为 173 pg/m^3，办公室中灰尘的 PBDEs 的平均浓度为 1547 ng/g。瑞典斯德哥尔摩家居空气中 PBDEs 的平均浓度为 330 pg/m^3，家居灰尘的 PBDEs 的平均浓度为 510 ng/g，办公室空气中的 PBDEs 平均浓度为 4 000 pg/m^3，办公室中灰尘的 PBDEs 的平均浓度为 1 200ng/g[68]。

1.4.4.4 食 物

陆生和水生食物网均存在生物放大作用，且 PBDEs 的各生物单体放大因子不同，说明具有不同的生物转化和累积能力[60]。有人调查了美国 2006 年市场上常见的 62 种食物，发现鱼类是 PBDEs 含量最高的食物[57]，平均浓度为 1 120 pg/g，肉类为 383 pg/g，奶制品为 116 pg/g。婴儿是主要经口暴露人群，每天摄入量为 307 ng/kg，2~5 岁儿童为 2 ng/kg，成年女性为 0.9 ng/kg。另有研究者调查了西班牙 2003 年市场中常见的食物，也发现鱼类是 PBDEs 含量最高的，平均浓度为 2 359 ng/kg，蔬菜水果含量最低，不到 10 ng/kg。广东贵屿的罗非鱼体内 PBDEs 的含量高达 115 ng/g（ww）。有研究发现，公鸡鸡肉中 PBDEs 的含量为 42 ng/g（lw）[60]，母鸡鸡肉为 20 ng/g（lw），公鸡鸡肝为 39 ng/g（lw），母鸡鸡肝为 9.3 ng/g（lw）。高营养级生物体内的 PBDEs 脱溴比值如红隼（1）、麻雀（1.4）和老鼠（1.2）明显大于土壤（0.4）和草（0.5）。

1.4.4.5　人体血液和母乳

世界范围内人体血清、母乳和精液中均以低溴联苯醚残留为主。人体内 PBDEs 代谢物来源分别是自然源、PBDEs 转化、PBDEs 代谢物互相转化，母乳中含量最高的为 BDE-47，BDE-99 和 BDE-153[57]。浙江台州市成年男性精液和血液中的 PBDEs 含量分别为 15.8~86.8 pg/g（ww）和 53.2~121 pg/g（ww）。有电子垃圾拆解场的浙江路桥的儿童血清中 PBDEs 的含量为 32.1±17.5 ng/g（lw）[60]，浙江龙游为 12.1±7.6 ng/g（lw），浙江天台为 8.4±4.0 ng/g（lw）。对于电子垃圾拆解区 155 名孕妇胎盘中 PBDEs 的总浓度中位数为 32.25 ng/g，对照区的胎盘中 PBDEs 的总浓度仅有 5.13 ng/g。广东贵屿地区 153 份脐带血总浓度中位数为 13.84 ng/g，明显高于对照区的 5.23 ng/g。广州市母乳、母血和婴儿脐带血中 PBDEs 的总含量分别为 1.7～7.2 ng/g（以脂肪计）、1.6～17.0 ng/g（以脂肪计）、1.5～2.0 ng/g（以脂肪计）。法国 93 名妇女的脂肪组织和母乳中检测出低溴同系物的水平分别为 2.59 ng/g、2.52 ng/g，高溴同系物的水平分别为 2.73 ng/g、3.39 ng/g。西班牙 670 份母血中浓度中位数为 10.74 ng/g，534 份脐带血中总浓度中位数为 7.51 ng/g[54]，母乳喂养的儿童体内 PBDEs 含量是奶粉喂养的 6.5 倍[57]。英国的产妇的母乳中 PBDEs 平均浓度为 3～7 ng/g，日本的为 1.56 ng/g，瑞典的马普萨拉中平均浓度为 4.0 ng/g。广东贵屿市居民血清中 BDE209 浓度最高为 3100 ng/g（lw），办公室清洁工的血清中 PBDEs 浓度为 1.7～1980 ng/g（lw），大学生为 2.1～210 ng/g（lw），警察为 0.5～150 ng/g（lw），且以高溴联苯醚为主，高溴联苯醚主要与颗粒物结合，清洁工血液中 PBDEs 浓度较高说明可能是清洁工工作中吸入灰尘较多累积导致。

加拿大研究分析男性吸入空气占总暴露量的 4.7%，女性占总暴露的 4.1%，婴儿占 1.4%。中国、瑞典、澳洲、土耳其、美国、加拿大、科威特、韩国、日本、新加坡等国家的婴幼儿 PBDEs 暴露量是成年人的 1.16-36.36 倍，可能是由于婴儿与尘土接触高于成人，有频繁的手口接触导致。济南的儿童呼吸暴露量约为成人的 1.5 倍[67]。

1.4.4.6 植 株

在全世界包括南极和喜马拉雅山等偏远地区的植物中都有 PBDEs 的检出，如莱籽草和棘豆等，残留相以低溴联苯醚为主，主要来源于长距离大气传输，含量在 pg/g～ng/g 的级别。苔藓体内的含量高于地衣，差异来源可能是植物从大气中吸收 PBDEs 的机制不同。北京 6 种树皮中 PBDEs 的平均含量为 780 ng/g（lw）[60]，中国东部电子垃圾拆解地的平均含量为 1 800 ng/g（lw），比利时为 72 ng/g（lw），意大利为 13 ng/g（lw），韩国为 140 ng/g（lw），可见工业园区对于周边植物的污染。

1.5　其他环境内分泌干扰物

1.5.1　重金属类环境内分泌干扰物

除了 PAEs 等有机污染物，重金属元素也是一类重要的环境激素，对人体激素分泌与新陈代谢会产生较大影响。重金属种类较多，常见的有镉、镍、铬、矾、砷、硒、铁、锰、铜、锌、铅、汞等 20 多种，其中有相当一部分是生物所必需的微量元素（如铜、锌等），另外一部分为对环境有害的污染物（如镉、砷、汞等）。重金属在环境中无处不在，在大气、地表水、土壤等环境介质中常常被检出，其造成的环境危害和污染事件也是层出不穷，如 20 世纪 60 年代日本富山县神通川流域，由于铅锌冶炼厂排放的含镉废水污染稻田，居民长期食用含镉稻米而造成重金属中毒，骨骼系统破坏，骨质变脆易折，大量居民因此在极度痛苦中死亡，这就是著名的"痛痛病"。目前，我国重金属污染形势严峻，调查结果显示，全国土壤环境状况总体不容乐观，部分地区土壤污染较重，耕地土壤环境质量堪忧，工矿业废弃地土壤环境问题突出。全国土壤总的点位重金属含量超标率为 16.1%，无机污染物超标点位数占全部超标点位的 82.8%。从污染物超标情况看，镉、汞、砷、铜、铅、铬、锌、镍 8 种无机污染物点位超标率分别为 7.0%、1.6%、2.7%、2.1%、1.5%、1.1%、0.9%、4.8%。重金属极易通过作物吸收并向粮食中迁移，然后通过食物链进入人体，已知的对人体内分泌产生影响的元素主要有 Cd、As、Pb 等。与有机类环境激素不同的是，重金属具有更强的不降解性、持久性和累积性。

1.5.1.1　重金属类环境内分泌干扰物的理化性质

常见的重金属的理化性质见表 1-7。

表 1-7　常见的重金属理化性质

元素	理化性质
汞	常温下为液态，易挥发，在空气中稳定，常温下蒸发出汞蒸气，蒸气有剧毒。熔点 -38.87 ℃，沸点 356.6 ℃，密度 13.59 g/cm³
砷	类金属，银灰色固体，常见价态包括 +3、+6、−3，其中 +3 价毒性最大。熔点 817 ℃，沸点 613 ℃，密度 1.97 g/cm³（黄砷）
铅	柔软，略带灰白色的重金属。熔点 327.4 ℃，沸点 1740 ℃，密度 11.35 g/cm³
铬	银白色有光泽的金属，纯铬有延展性，含杂质的铬硬而脆。熔点 1 857.0 ℃，沸点 2 672.0 ℃，密度 7.19 g/cm³
镉	微带蓝色而具银白色光泽的柔软金属，抗腐蚀，耐磨，具延展性。熔点 320.9 ℃，沸点 767 ℃，密度 8.65 g/cm³。化合价为 +2 价。镉能生成很多无机化合物，有些无机化合物颇能溶解于水，如氯化物、硫酸盐和醋酸盐
镍	银白色金属，具有磁性和良好的可塑性，有好的耐腐蚀性。密度 8.902 g/cm³，熔点 1 453 ℃，沸点 2 732 ℃
锰	银白色金属，质坚而脆。熔点 1 244 ℃，沸点 1 962 ℃，密度 7.44 g/cm³
铜	紫红色光泽的金属，有很好的延展性，导热和导电性能较好。熔点 1 083.4±0.2 ℃，沸点 2 567 ℃，密度 8.92 g/cm³
锌	银白色略带淡蓝色金属，在室温下，性较脆；100～150 ℃ 时，变软；超过 200 ℃ 后，又变脆。熔点 419.5 ℃，沸点 907 ℃，密度为 7.14 g/cm³
铁	白色或者银白色，有金属光泽，常见价态：+2 价和 +3 价。熔点 1 535 ℃，沸点 3 000 ℃，密度 7.86 g/cm³

1.5.1.2　重金属类环境内分泌干扰物的毒性

重金属类环境内分泌干扰物主要导致急性毒性与慢性毒性（表1-8）。

表 1-8　重金属类环境激素急性毒性与慢性毒性

名称	急性毒性	慢性毒性
砷	① 食入性中毒：急性期会有恶心、呕吐、腹痛、血便、休克、低血压、溶血、大蒜及金属味、肝炎、黄疸、急性肾衰竭、昏迷、抽搐。亚急性期会有周边神经炎、指甲上有 Mee'sline 出现。② 吸入性中毒：咳嗽、呼吸困难、胸痛、肺水肿、急性呼吸衰竭。③ 氢化砷中毒：在高浓度暴露后 2~4 h 发作，引起大量溶血，会有腹痛、血尿及黄疸的典型症状，急性肾衰竭并不少见	① 皮肤角质化、皮肤癌。② 神经中枢及周边神经病变。③ 血液贫血、白血病。④ 其他周边血管病变、四肢坏死（乌脚病）及肝功能异常 无机砷被认为具有致癌作用，流行病学证实砷能引起人类皮肤癌和肺、膀胱等内脏肿瘤的发生。砷对皮肤致癌的毒性浓度为 0.20~0.25 mg/d
铅	轻微及中度中毒：疲倦、躁动、感觉异常、肌痛、腹痛、抖动、头痛、恶心、呕吐、便秘、体重减少、性欲降低。严重中毒：运动神经病变、脑病变、抽搐、昏迷、严重腹绞痛、急性肾衰竭 急性毒性：LD_{50} 70 mg/kg（大鼠经静脉） 亚急性毒性：10 $\mu g/m^3$，血铅浓度高达 150~200 $\mu g/100$ mL。出现明显中毒症状	① 中枢神经脑病变、精神智能障碍、神经行为异常，影响孩童发育、发展及智商。② 周边神经运动神经传导速度变缓。③ 血液贫血、溶血等。④ 肾脏高血压、痛风及慢性肾衰竭。⑤ 其他：干扰维生素 D 代谢、减少精子活动性及数目、致癌性等

名称	急性毒性	慢性毒性
铬	① 胃肠道致死剂量：重铬酸钾3 g。胃肠道中毒症状：刺激和腐蚀肠胃道，引起恶心、呕吐、腹疼、腹泻、血便、脱水。头疼、头晕、呼吸急促等。② 呼吸道中毒浓度：CrO_3 0.015～0.033 mg/m³；$Cr_2O_7^{2-}$：0.045～0.5 mg/m³。中毒症状：CrO_3 中毒：鼻出血、声嘶哑、鼻黏膜萎缩；$Cr_2O_7^{2-}$ 中毒：胃及十二指肠溃疡、肝肿大。③ 皮肤：刺激和腐蚀作用，皮炎	① 呼吸道：由于刺激和腐蚀作用引起鼻炎、咽炎、支气管炎。② 皮肤：皮炎、湿疹、皮肤溃疡。③ 全身性症状：头疼、贫血、消化不良、肾脏损害、肺炎、支气管哮喘、神经衰弱、高血压、高血脂、冠心病、肺心病
镉	① 食入：恶心、腹痛、呕吐、出血性肠胃炎、肝、肾坏死、心脏扩大。② 吸入：氧化镉引起严重的金属熏烟热，在暴露后12～24 h后，发生胸痛、头痛、咳嗽、呼吸困难、发热、肺水肿、肝肾坏死	① 食入：肾病变包括低分子量蛋白尿、糖尿、高血压、心脏血管疾病及癌症。② 吸入：肺纤维化及肾病变
镍	① 一般常见于吸入有机镍所致，中毒症状类似一氧化碳中毒，但合并有血糖及尿糖上升；常会有恶心、呕吐、头痛、头晕、失眠、躁动持续数小时。随之会有如肺炎般的胸闷、呼吸困难、咳嗽、心悸、流汗、虚弱及视力模糊。② 二价无机镍中毒：误饮镍污染的饮水或透析用水被污染所致，其症状为恶心、呕吐、头痛、心悸、虚弱、腹泻、呼吸短促、咳嗽等	慢性中毒长期皮肤接触会有过敏性皮炎，另外慢性呼吸道疾病、免疫机能异常及癌症都可发生。人的镍中毒特有症状是皮肤炎、呼吸器官障碍及呼吸道癌 致突变性：肿瘤性转化：仓鼠胚胎 5 µmol/L。生殖毒性：大鼠经口最低中毒剂量（TDL0）：158 mg/kg（多代用），胚胎中毒，胎鼠死亡。致癌性：IARC 致癌性评论：动物为阳性反应

名称	急性毒性	慢性毒性
锰	急性锰中毒常见于口服浓于1%高锰酸钾溶液，引起口腔黏膜糜烂、恶心、呕吐、胃部疼痛；3%~5%溶液发生胃肠道黏膜坏死，引起腹痛、便血，甚至休克；5~19 g锰可致命	慢性锰中毒一般在接触锰的烟、尘3~5年或更长时间后发病。 慢性中毒主要是引起神经及精神上的异常
铜	急性中毒大多为食入硫酸铜或食入铜食器污染的食物、果汁所致。 食入大量的铜，会引起严重的恶心、呕吐、腹痛、腹泻、吐血、血尿等症状。严重者会有肝炎、低血压、昏迷、溶血、急性肾衰竭、抽搐等并发症。甚至死亡也可能发生	① 因为铜为人体必需元素，吸收后很快的经由尿液及胆汁排出。目前医学文献少有慢性铜中毒报告。但有人认为长期暴露过多的铜或长久使用铜餐具，可能引起慢性肝病变。长期吸入铜粉尘及熏烟，会导致鼻中隔穿孔、肺部肉芽肿、肺间质纤维化及肺癌。② 威尔森病
锌	① 食入性：恶心、呕吐、腹痛、血便、发热、常自行恢复。② 吸入性：吸入氯化锌的烟雾微粒会引起咳嗽、呼吸困难，严重者会变成呼吸窘迫症，急性肾衰竭，甚至死亡。③ 接触性：皮肤接触锌化合物会引起皮肤炎	长期大量锌暴露，会引起慢性锌中毒，如长期吃雄性动物生殖器、服用大量锌药片，会引起血铜浓度大幅下降，贫血、免疫力受损、体重减轻等症状

名称	急性毒性	慢性毒性
铁	铁本身不具有毒性，但当摄入过量或误服过量的铁制剂时也可能导致铁中毒。 急性暴露毒性：吸入铁粉或氧化铁烟粉尘刺激呼吸道，引起咽喉发炎、咳嗽、呼吸短促、乏力、疲劳、寒战、出汗、肌肉和关节疼痛；皮肤接触热金属会灼伤；食入可导致昏睡、呆滞、心跳和呼吸加速、休克、吐血、腹泻	长期暴露：吸入过量会导致肺、脾、淋巴系统产生铁沉积；吸入粉尘导致肺部产生色斑。 慢性铁中毒，体内铁量超过正常的 $10 \sim 20$ 倍，就可能出现慢性中毒症状：肝、脾有大量铁沉着，可表现为肝硬化、骨质疏松、软骨钙化

1.6　环境和生物样品分析方法

环境样品主要包括土壤、大气和水样，生物样品包括微生物，动物的体液、组织、毛发、肌肉等，植物的根、茎、叶等，环境和生物样品的分析方法主要有样品前处理技术和仪器分析两部分。样品分析过程主要由样品采集、样品前处理、分析检测和数据统计几个步骤组成，每一步对于获得准确的实验结果都至关重要。

1.6.1　样品的前处理技术

样品前处理的主要作用就是实现待测物的分离、纯化和富集，特别是对于一些待测物浓度低以及基质复杂的样品来说，分析过程中要获得可靠的数据、较好的重现性和较高的灵敏度，前处理是至关重要的，可以说是有机分析的成败关键。不同来源的样品前处理手段不尽相同，寻找更快速、高效、操作简便且环保的前处理方法是分析测定样品中痕量环境内分泌干扰物的关键技术之一，用于BPA、PAEs、PBDEs等环境内分泌干扰物分析的样品前处理技术主要有液-液萃取技术、固相萃取技术、超声或微波萃取技术、液（固）相微萃取技术、基质固相分散技术以及加压流体萃取技术等。

1.6.1.1　环境空气样品的前处理技术

大气中采样技术主要有固体吸附法和液体吸收法两种，固体吸附法即采用石英滤膜或玻璃纤维滤膜等通过大气采样器进行采样吸收，吸附膜可通过有机溶剂浸泡进行提取和采集上面的目标物质；液体吸收法主要采用甲醇、二氯甲烷、正庚烷等作吸附剂吸收大气中的环境内分泌干扰物。

固体吸收法采集后的吸收膜一般采用有机溶剂索式提取或超声提取。但索式提取时间长，使用的溶剂量大，操作繁琐，而超声提取法优势明显。近年来，随着加压流体萃取设备的不断成熟，更多地投入应用，但由于大气基质复杂，测定前需对待测组分进行净化。

1.6.1.2　水样的前处理技术

BPA、PAEs、PBDEs等环境内分泌干扰物在水中不易溶解，必须经过预富集处理。目前，国内外对PAEs的预富集方法主要有液-液萃取、固相萃取、固相微萃取、固相膜萃取、棒吸附萃取等。

液-液萃取（Liquid-liqiud Extraction，LLE）是分析水样中有机污染物的传统方法，它利用样品中不同组分在两种不混溶的溶剂中溶解度或分配比的不同来达到分离、提取或纯化的目的，它可从水样中一次或多次萃取有机物 PAEs，浓缩、定容、分析。该方法缺点是不易于自动操作，有机萃取剂消耗量大，给环境造成二次污染，耗时较长，回收率较低。

固相萃取技术（Solid Phase Extraction，SPE）是近年来发展起来的一种样品前处理技术，是利用固体吸附剂将液体样品中的目标化合物吸附，与样品中的基体和干扰有机物分离，然后再用洗脱液或加热解吸达到分离和富集目标化合物的目的。此法比较适用于水样的分离富集，处理样品体积从几毫升到几十升不等，与液-液萃取相比其最大的优点是有机溶剂消耗少，分离效果好，操作简单，省时省力，自动化程度高。

SPE 是液液萃取的有效替代方法，分析时间大大减少，提高了回收率，还可用于在线分析。其优点在于自动化分析，分析物损失少，污染少，方法准确度高，适用于大批量样品的分析处理，但缺点在于顺序操作，程序不灵活，导致不同步骤的优化较复杂，甚至不能优化。

固相微萃取（Solid Phase Micro-Extraction，SPME）是在固相萃取的基础上发展起来的一种新的萃取分离技术，该方法是在一根熔融石英纤维的外表面涂一层有机固定液作为萃取头，浸在样品水溶液时，样品中的分析物通过扩散吸附在纤维表面，从而被纤维上的固定相萃取而富集，然后再将其转移至气相色谱进样口热解析或液相流动相解吸后进入色谱柱分离。它集采样、萃取、浓缩、进样于一体，是一种无溶剂的样品前处理技术，具有操作简便、快速、易于实现自动化的特点。其优点在于不需要有机溶剂，操作步骤少，简单快速，样品需求量小，不仅能萃取挥发性化合物，也能萃取极性较强的半挥发或不挥发性化合物，适用范围也较广。缺点是费用相对来说较为昂贵。

固相膜萃取是继固相柱萃取后发展起来的一种新的固相萃取技术，由于薄膜介质截面积大，传质速率快，因此流量较大，膜状介质的吸附剂粒径较小且分布均匀，会使表面积增大并能改善传质过程，因此它可以萃取较大体积的水样，并获得较高的富集倍数，能检测到水中 μg/L 级的化合物，常见的膜材料有聚丙烯酸、聚氯乙烯、聚四氟乙烯、玻璃纤维等。

1.6.1.3　土壤及固体物质的前处理技术

PAEs 具有的低水溶性与一定的挥发性，使其在土壤、沉积物等固体样品中的前处理方法相对大气和水样是十分困难的，目前来说，通常采用的有超声提取、索式提取、微波辅助提取、超临界萃取和加压流体萃取等。

索氏提取法是最为经典的固相物质有机前处理方法，该法溶剂使用量大，萃取时间长，易受污染，空白值较高。

微波辅助提取和超临界流体萃取是近几年发展起来的前处理技术，主要适用于固体和半固体样品，与传统的索式提取与超声提取相比，微波萃取操作简便，溶剂消耗量小，样品处理量大；超临界流体萃取与液-液萃取不同之处在于它的萃取剂是超临界流体，超临界流体萃取高效、快速、后处理简单，易于与其他仪器分析方法联用，可避免样品转移的损失，是一种比较先进的样品前处理技术。

加压流体萃取技术（Pressurized fluid extraction，PFE）是一种新型的固体或半固体样品预处理样品，它是通过提高萃取剂温度（较常压的沸点高 50～200 ℃）和压力（10.3～20.6 MPa）来提高萃取效率和加快萃取速度的萃取方法。利用升高的温度和压力，增加物质溶解度和溶质扩散速率，提高萃取效率，与传统的索式提取、超声提取、微波辅助提取、超临界流体萃取和液-液萃取方法相比，加压流体萃取的突出优点如下：有机溶剂用量少，10 g 样品一般仅需 15 mL 溶剂；快速，完成一次萃取全过程的时间一般仅需 15 min；基质影响小，对不同基质可用相同的萃取条件；萃取效率高，适用性强；现已成熟的溶剂萃取法大部分都可用加压流体萃取取代，且使用方便，安全性好，自动化程度高。

1.6.1.4　生物样品的前处理技术

本文主要涉及的生物样本为人体血清和尿液，生物样品一般有血清、尿液、唾液、胆汁、粪便和组织等，由于生物样品中富含蛋白质、脂类等，样品基质较为复杂，目标物在样品中的稳定性、游离/结合形态、基质组分的干扰等是生物样品前处理中需要解决的重要问题。

目标物在样品中的稳定性由目标物性质决定，通常可以通过调节pH、优化保存条件的方式增强；与基质组分结合的目标物可通过酸化、酶解的方式再进行提取；通过选择并优化合适的前处理技术去除干扰目标物分析的基质组分，可从生物样品性状（固态、液态）上选择蛋白沉淀、固相萃取、索氏提取、加压流体萃取、凝胶渗透色谱提净化和层析柱净化等多种提取、净化前处理技术，选择和优化前处理技术时，掌握目标物和干扰组分的理化性质及其差异可有效提高前处理技术选择和优化工作的效率，如邻苯二甲酸酯类环境激素为弱极性化合物，可选择非极性的正己烷进行液液萃取；磷脂是生物样品分析中最常见的干扰物，在液相色谱质谱分析中会产生很强的离子抑制效应，具有由磷酸和胆碱组成的头部亲水基团和由酯酰链组成的尾部疏水基团，蛋白沉淀对磷脂的去除效果较差，一般通过固相萃取技术，选择合适的固相萃取柱（如阳离子交换柱、聚苯乙烯-二乙烯基苯柱等）来去除。

1.6.2　分析测试技术

目前 BPA、PAEs、PBDEs 等环境内分泌干扰物的分析检测方法主要有比色法、气相色谱-质谱法、液相色谱法、液相色谱-质谱法、红外光谱法、荧光法、分光光度法、极谱法等，目前色谱法和色谱-质谱联用方法在选择性、灵敏度、适用性方面显著优于比色法、荧光光谱法等其他方法，所以一般采用色谱法和色谱-质谱联用法进行环境样品和生物样品中内分泌干扰物的测定。

1.6.2.1　气相色谱-质谱法

气相色谱法具有较高的灵敏度，但检测器易受到其他有机物的干扰，灵敏度变化较大，对样品前处理要求较高，常用的检测器有电子捕获检测器（ECD）、氢火焰离子化检测器（FID）和质谱检测器（MS）。随着色谱柱技术的快速发展和日益成熟，石英熔融毛细管柱因其高分离度、高稳定性、高灵敏度的优点，成为分离多组分复杂混合物应用最广泛的主要色谱柱，但对于碳原子较多的异构体化合物分离效果差，ECD、FID 等检测器测试中目标物共流出，色谱图峰形重叠，检出限较高，定量分析准确度不够，不适合于痕量分析。气相色谱-质谱（GC-MS）联用技术结合了定性和定量的双重功能，能有效解决大部分异构体和相似化合物的共流出问题，采用选择离子方式（SIM）则能更加提高了方法灵敏度，降低了检出限。

双酚 A（BPA）沸点较高不易挥发，并在 150 ℃ 易分解，所以在采用气相色谱方法检测时，一般要先将样品提取液进行硅烷衍生化处理，再用 GC-MS 方法分析，Imanaka 等人[69]建立了罐装食品和新鲜的肉类、水果、蔬菜食品中双酚 A 的 GC-MS 检测方法，检测限可低至 2 ng/kg。

邻苯二甲酸酯（PAEs）检测方面，郑向华[70]等用 SPE-GC/MS 法测定了食品中 23 种邻苯二甲酸酯，方法稳定，精密度 RSD4.1% ~ 12.5%，操作简单，检出限为 0.005 ~ 0.05 mg/kg，平均回收率 77% ~ 112%。董蔚[71]等使用白酒液-液微萃取分离提纯样品，使用 GC-MS 全扫描模式定性分析，离子扫描模式定量分析，检出限在 0.05 ~ 5 ug/L，精密度 RSD<6%。

Montevecchi[72]等用 GC-MS 全扫描模式对处理好的样品进行检测，DBP 的检出限为 0.003 mg/kg，线性范围在 0.01 ~ 0.45 mg/kg，DHEP 的检出限为 0.040 mg/kg，线性范围 0.01 ~ 6.80 mg/kg，DINP 的检出限为 0.30 mg/kg，线性范围 0.30 ~ 9.28 mg/kg，RSD 均<5%。

李蓉[73]等使用 GC-MS 选择反应监测模式（SRM）对面包、饼干、糕点、馅料这四种焙烤食品中的 28 种 PAEs 类物质残留量进行了测定，该方法 DBP 的检出限为 0.1 μg/kg，DHEP 的检出限为 0.2 μg/kg，DINP 的检出限为 0.9 μg/kg，RSD 为 2.9% ~ 9.8%。

1.6.2.2　液相色谱法

高效液相色谱法（HPLC）是食品及包装材料中双酚 A 检测最常见的方法，该方法无需衍生化处理，且不需使用专用液相色谱柱，具有灵敏度高、选择性好的优点，适用于双酚 A 的分析。

其中高效液相色谱-荧光检测方法（HPLC-FLD）最为传统。葛宇等人[74]建立的对多种罐头食品中双酚A的HPLC-FLD方法，方法检出限为 0.034 mg/L；彭青枝等人[75]用乙腈和 0.02 mol/L 乙酸铵为流动相，C_{18} 色谱柱分离，建立了饮料和肉罐头中双酚 A 的检测方法，此方法检出限为 1.2 μg/L。

高效液相色谱近年来也应用于邻苯二甲酸酯类的分离和测定，用 HPLC 可使用反相液相色谱 C_8 或 C_{18} 柱，以乙腈-水或甲醇-水溶液为流动相进行梯度洗脱；也可使用正相液相色谱，腈基柱或胺基柱，用正己烷和二氯甲烷作为流动相。

孙文闪[76]等采用甲醇超声提取，乙腈-水为流动相，使用 C_{18} 液相色谱柱，二极管阵列检测器检测，对洗发水、沐浴露、洗手液、指甲油、护发素等 6 种 PAEs 进行了检测。回收率为 90%～98%，RSD 为 0.11%～1.13%，检测限为 4.0～10.0 mg/kg。

佟晓波[77]等以甲醇-乙腈-0.2%三乙胺为流动相，C_8 色谱柱进行分离，使用高效液相色谱法对化妆品中我国卫健委优先控制的16种邻苯二甲酸酯类化合物进行了测定，该方法加样回收率在 90%～110%，精密度 RSD<3%，检测范围 0.1～0.8 mg/mL。

郑贺[78]等以正己烷/异丙醇（99/1）为流动相，使用氰基色谱柱，对方便面包装袋中的 DMP、DEP、DBP、DOP、DEHP 5 种邻苯二甲酸酯进行了 HPLC 测定，该方法检出限为 0.01 mg/L，精密度 RSD 为 1.51%～2.47%，回收率为 85.6%～105.3%。

1.6.2.3　液相色谱-质谱法（LC-MS）

液相色谱-质谱法是对有机物进行定性定量高效简便的方法，LC-MS 具有良好的灵敏度和选择性，几乎通用的多残留检测能力，以及简化样品检测前净化过程等优点。但 LC-MS 仪器较为昂贵，运行成本较高，对操作人员要求较高，应用的范围相对气相色谱、气相色谱质谱法、液相色谱法等较窄，但近几年随着我国经济的稳步发展，科研机构实力不断增强，液相色谱-质谱法得到了越来越广泛的应用。

双酚 A 的检测方面，HPLC-APCI 或 ESI（高效液相色谱-大气压化学电离源质谱或电喷雾源质谱）检测双酚 A 及其衍生物的方法已得到初步发展，双酚 A 的检测方面，杨红梅等人[79]建立的饮料中双酚 A 的 HPLC-MS/MS（ESI）检测方法，检出限可达 5.0 μg/L；俞晔等人[80]建立的饮用水中双酚 A 分析方法，检出限低至 7.5 ng/L。但目前这种方法同时定性和定量测量被测物的研究报道还比较少。

液相色谱-质谱法也已被用于测定环境样品和沉积物中 PAEs，电喷雾离子化方式（ESI）在测定过程中可通过特征离子对 C_6-C_{10} 异构体混合物进行定量，解决了 GC-MS 分离异构体混合物时出现的分辨率低、异构体基团保留时间重叠的问题，但在分离单组分化合物时 GC-MS 的检出限要低于 LC-MS。闫蕊[81]等采用甲酸-乙腈做流动相，选择大气压化学源（APCI）为电离源，采用多反应监测模式（MRM），用 LC-MS/MS 对土壤中的邻苯二甲酸酯做了定性和定量分析。检出限为 0.03 ~ 13.0 μg/kg，RSD 为 1.7% ~ 6.7%。徐磊[82]等使用 C_{18} 分析柱，乙腈-水体系为流动相，对固相萃取富集净化后的地表水进行检测，4 种目标化合物 DMP、DEP、DBP、DEHP 的检测限为 0.10 ~ 0.25 ug/L，在 1 ~ 100 μg/L 的线性范围内相关系数 >0.999 8。杨荣静[83]等建立了超声提取、LC-MS/MS 多反应监测模式（MRM）检测的方法，对食品包装材料中被卫健委列为优先控制的 17 种邻苯二甲酸酯类化合物进行了检测，线性范围 1 ~ 1 000 μg/L，定量限 LOQ 为 0.5 μg/L。

表 1-9 为各类样品中双酚 A（BPA）的气相和液相检测方法。

表 1-9　各类样品中双酚 A 的气相和液相检测方法

样品类型	前处理方式	检测方式	检出限	回收率
水样	SPE	GC-MS	0.019 0 ng/L	60%~80%
沉积物	超声萃取	GC-MS		
土壤样品	加速溶剂萃取	GC-MS	0.01 mg/kg	82.5%~101.7%
水稻土，红土	SPE	GC-MS	0.018 7 μg/L	73.35%~109.90%
静脉留置针	浸提	HPLC	0.211 μg/mL	98.4%~113.4%
奶嘴	超声提取	HPLC	0.36 μg/mL	85.5%~105%
食品包装	超声提取	HPLC	3.3 μg/kg	95.6%~98.2%
卷烟辅料	超声提取	HPLC	0.034 5 μg/L	91.63%~110.4%
塑料食品接触材料	超声提取	HPLC	0.02 mg/L	89.6%~103%
豆浆	DLLME	HPLC	0.3 μg/L	91.6%~97.5%
芹菜茎	SPE	HPLC	3.7~6 μg/L，3 μg/L	89.60%~97.13%
饮用水	SPE	HPLC	0.002 mg/kg	91.9%~103%
水样	SPE	HPLC	0.05 ng/mL	95.6%~108.4%
工业废水、城市污水	SPE	HPLC	15.2 pg/ml	92.9%-102%
自来水、地下水、湖水	LLE	HPLC	0.01 mg/L	86.5%~118.8%
饮用水	—	HPLC	—	—
表层水	—	HPLC	—	—
淤泥	超声提取	HPLC	4.28 ng/ml	94.3%~106.2%
人体尿液	LLE	HPLC-MS	0.01 μg/L	92.30%

样品类型	前处理方式	检测方式	检出限	回收率
尿液	SPE	HPLC-MS	0.02 ~ 0.41 ng/mL	89.4% ~ 114%
水样	SPE	HPLC-MS	1 ~ 8 ng/L	93.2% ~ 110.1%
血清	LLE	HPLC-MS	0.05 ng/ml	88% ~ 104%
金枪鱼罐头	超声萃取技术	HPLC-MS/MS	0.3 μg/L	91.6% ~ 97.5%
水样	SPE	HPLC-MS/MS		66.8% ~ 102%
桶装饮用水	固相萃取	LC	20 ng/L	85.1% ~ 90.1%
沉积物	超声萃取	LC	—	65.4% ~ 85.6%
土壤和沉积物	碱萃取法	LC	10 ~ 4 000 μg/L	—
塑料玩具	SPE	LC-MS	—	—
塑料瓶	SPE	LC-MS	0.01 ng/L	100.9%-106.5%
食品接触材料	乙腈提取	LC-MS	0.3 μg/L	83.6%-102.6%
水样	SPE	LC－MS	—	—
饮用水	SPE	LC-MS	7.0 ng/L	77.6% ~ 104.0%
地下水	SPE	LC-MS	—	—
饮用水	SPE	LC-MS	7.0 ng/L	78.8 ~ 108.1%
水样	SPE	LC-MS/MS	2 ng/L	65.3% ~ 100.4%
奶粉	QuEChERS-SPE	UPLC-MS	固体 0.017 ~ 0.78 μg/kg 液体 0.001 1 ~ 0.055 μg/L	50.2% ~ 116%
塑料包装饮料	固相萃取	UPLC-MS	0.227 3 μg/L	—
奶粉	SPE	UPLC-MS/MS	1μg/kg	80% ~ 110%

表 1-10 为各类样品中邻苯二甲酸酯类（PAEs）的气相和液相检测方法。

表 1-10 各类样品中 PAEs 的气相和液相检测方法

样品基质	分析方法	前处理方式	检出限
室内空气	GC-MS GC-FPD	石墨管吸附索氏提取	2.6～5pg
水样	GC-MS	On-line SPE；乙酸乙酯洗脱	0.1～7 ng/L
水样	GC-MS HPLC-MS	On line SPE On line SPE	— —
海水	GC-MS	100μm 聚二甲基硅氧烷（PDMS）SPME	0.005 μg/L
水样	GC-MS	85μm 聚丙烯酸纤维 SPME	0.006～0.17 μg/L
水样	GC-MS	30μmPDMS SPME	0.07～3.15 μg/L
水样	LVI-GC-MS	棒吸附萃取（SBSE）	0.01～0.25 μg/L
PVC 制作	GC-MS（SIM）	乙酸乙酯液-液萃取；Florisil 色谱柱净化	2.0～5.0 ng/g —
化妆品	GC	甲醇超声萃取	0.1 ng/L
塑料食品袋	GC-MS	正己烷提取	—
PVC	GC-FID	甲醇微波辅助提取	—
PVC 玩具婴儿用品	GC-MS	二氯甲烷提取	0.1～3.5 μg/L
PVC 塑料	SPME-GC-MS	甲醇萃取；SPME	0.006～0.84 μg/L
聚氯乙烯玩具	MS	富勒烯新型固相微萃取	0.22～11.71 μg/g
食品包装袋	GC-MS	正己烷萃取液	10.0 μg/kg
塑料制品	GC-MS	三氯甲烷萃取液	0.093 mg/L
大气	GC-MS	三氯甲烷索氏提取	—
空气	GC-MS	PUF/XAD-2 柱	0.034 ng/m^{-3}
饮用水	LVI-GC-MS	SBSE-LD	3～40 ng/L

样品基质	分析方法	前处理方式	检出限
水样	GC-FID	PANI-SPME	0.1 μg/L
奶粉	GC-FID	乙腈，正己烷为溶剂	—
食用油	GC-MS	二氯甲烷溶解	—
畜禽内脏	GC-MS	过中性氧化铝柱子	—
杭白菊	GC-MS	超声萃取	—
水产品	GC-MS	固相萃取	0.2～0.7 mg/L
植物	GC-ECD	超声萃取；氧化铝柱层析分离	0.4 μg/g
植物油	GC-ECD	SPME	0.2 mg/kg
水样	LC-UV（280 nm）	聚苯乙烯固相萃取柱萃取	0.05～0.1 μg/L
沉积物，鱼	LC/ESI-MS	二氯甲烷：正己烷（1:1/v）超声提取	0.5～4.2 ng/g
注射药物	HPLC-UV（202 nm）	正己烷提取；有机层分离；干燥	20 ng/mL
血浆	Column-switching	Waters Oasis HLB 固相萃取柱萃取	0.1～10 ng/L
食品包装袋	LC-MS	无水乙醚索氏提取	0.048 μg/L
污水	HPLC	SPE	7 pg
化妆品	LC	超声萃取	0.1～7 mg/L
指甲油	LC-MS	超声萃取	0.5 μg/L
尿液	LC-MS/MS	—	—
食品塑料容器	LC	在线微膜透析	—
水产品	HPLC	正己烷提取	—

本章参考文献

[1] 国先芬，王贻鑫，耿存珍，等. 环境激素双酚 A 的毒理学研究进展[J]. 环境科学与技术，2013，36（02）：86-92+99.

[2] 张彦丽，任佳丽，李忠海，等. 食品包装材料中双酚 A 的研究进展[J]. 食品与机械，2011，27（01）：155-157+174.

[3] 李思瑜，刘兴荣，黄敏，等. 环境内分泌干扰物双酚 A 脱除方法研究进展[J]. 现代预防医学，2007，（11）：2094-2095.

[4] 张想竹，侯绍刚，吴明书，等. 双酚 A 的环境行为研究进展[J]. 安阳工学院学报，2006，（02）：10-17.

[5] 李敏. 2015 年中国双酚 A 市场分析及前景展望[J]. 中国石油和化工经济分析，2016，（08）：55-57.

[6] 崔小明. 国内外双酚 A 的供需现状及发展前景分析[J]. 石油化工技术与经济，2017，33（04）：17-22.

[7] 罗辉甲，曹国荣，许文才，等. 食品包装材料中双酚 A 检测与分析方法的研究进展[J]. 包装工程，2010，31（17）：47-51.

[8] 王佳，詹平. 双酚 A 对机体影响及其机制的研究进展[J]. 预防医学情报杂志，2005，21（05）：40-43.

[9] 胡珊珊，申秀英，许晓路，等. 双酚 A 的毒理学效应及其作用机制的研究进展[J]. 江西科学，2006，24（05）：383-386.

[10] 松文. 双酚 A 的技术进展与国内外市场分析[J]. 精细化工原料及中间体，2011，（10）：28-32+40.

[11] RUDEL R A, BRODY J G, SPENGLER J D, et al. Identification of selected hormonally active agents and animal mammary

carcinogens in commercial and residential air and dust samples[J]. Taylor & Francis Group, 2001, 51(4): 499-513.

[12] BERKNER S, STRECK G, HERRMANN R. Development and validation of a method for determination of trace levels of alkylphenols and bisphenol A in atmospheric samples[J]. Chemosphere, 2004, 54(4): 575-584.

[13] KAMIURA T, TAJIMA Y, NAKAHARA T. Determination of bisphenol A in air[J]. Journal of Environmental Chemistry, 1997, 7(2).

[14] 许海，杨明，吴明红，等. 水环境中双酚 A 污染及其对鱼类的毒性研究进展[J]. 上海大学学报（自然科学版），2013，19（04）：429-436.

[15] 肖云波，于海琴，HAIQIN Y. 双酚 A 在环境中迁移转化的研究进展[J]. 山西建筑，2007，33（06）：180-182.

[16] 邓红梅，梁春营，陈永亨，等. 水环境中双酚 A 的污染及其生态毒理效应[J]. 环境污染与防治，2009，31（07）：70-76.

[17] RHACKER F M, SCHARF S, WEBER H. Bisphenol A: emissions from point sources[J]. Chemosphere, 2000, 41(5): 751-756.

[18] BELFROID A, VAN VELZEN M, VAN DER HORST B, et al. Occurrence of bisphenol A in surface water and uptake in fish: evaluation of field measurements[J]. Chemosphere, 2002, 49(1): 97-103.

[19] AZEVEDO D D A, LACORTE S, PAULAVIANA, et al. Occurrence of nonylphenol and bisphenol-A in surface waters from Portugal [J], Journal of the Brazilian Chemical Society, 2001, 12(4): 532-537.

[20] FROMME H, K CHLER T, OTTO T, et al. Occurrence of phthalates and bisphenol A and F in the environment[J]. Water Research, 2002, 36(6): 1429-1438.

[21] SUZUKI T, NAKAGAWA Y, TAKANO I, et al. Environmental fate of bisphenol A and its biological metabolites in river water and their xeno-estrogenic activity[J]. Environmental Science & Technology, 2004, 38(8): 2389-2396.

[22] HEEMKEN O P, REINCKE H, STACHEL B, et al. The occurrence of xenoestrogens in the Elbe river and the North Sea[J]. Elsevier Ltd, 2001, 45(3): 245-259.

[23] STACHEL B, EHRHORN U, HEEMKEN O-P, et al. Xenoestrogens in the River Elbe and its tributaries[J]. Elsevier Ltd, 2003, 124(3): 497-507.

[24] GOODSON A, SUMMERFIELD W, COOPER I. Survey of bisphenol A and bisphenol F in canned foods[J]. Food Additives & Contaminants, 2002, 19(8): 776-802.

[25] HENDRIKS A J, MAAS-DIEPEVEEN J L, NOORDSIJ A, et al. Monitoring response of XAD-concentrated water in the rhine delta: a major part of the toxic compounds remains unidentified [J]. Water Research, 1994, 28(3): 581-598.

[26] MATSUMOTO G. Comparative study on organic constituents in polluted and unpolluted inland aquatic environments-IV Indicators of hydrocarbon pollution for waters[J]. Water Research, 1982, 16(11): 1521-1527.

[27] MATSUMOTO G, ISHIWATARI R, HANYA T. Gas chromatographic-mass spectrometric identification of phenols and aromatic acids

in river waters[J]. Water Research, 1977, 11(8): 693-698.

[28] BOLZ U, HAGENMAIER H, K RNER W. Phenolic xenoestrogens in surface water, sediments, and sewage sludge from Baden-Württemberg, south-west Germany[J]. Environmental Pollution, 2001, 115(2): 291-301.

[29] YAMAMOTO T, YASUHARA A. Quantities of bisphenol a leached from plastic waste samples[J]. Chemosphere, 1999, 38 (11): 2569-2576.

[30] 蒋俊，李秀艳，XIUYAN L. 环境内分泌干扰物双酚 A 的降解研究进展[J]. 上海化工，2009，34（04）：25-30.

[31] 鲁炳闻，杨刚，刘海萍，等. 环境基体中双酚 A 测定方法研究进展 [C]. 标准化助力供给侧结构性改革与创新——第十三届中国标准化论坛，2016：1740-1742.

[32] STAPLES C, DORN P, KLECKA G, et al. Bisphenol A concentrations in receiving waters near US manufacturing and processing facilities[J]. Chemosphere, 2000, 40: 521-5.

[33] ZAFRA A, DEL OLMO M, SU REZ B, et al. Gas chromatographic-mass spectrometric method for the determination of bisphenol A and its chlorinated derivatives in urban wastewater[J]. Water Research, 2003, 37(4): 735-742.

[34] STAPLES C A, WILLIAMS J B, BLESSING R L, et al. Measuring the biodegradability of nonylphenol ether carboxylates, octylphenol ether carboxylates, and nonylphenol[J]. Chemosphere, 1999, 38(9): 2029-2039.

[35] SINGH S P, AZUA A, CHAUDHARY A, et al. Occurrence and distribution of steroids, hormones and selected pharmaceuticals

in South Florida coastal environments[J]. Ecotoxicology, 2010, 19(2): 338-350.

[36] 杜兵, 张彭义, 张祖麟, 等. 北京市某典型污水处理厂中内分泌干扰物的初步调查[J]. 环境科学, 2004, 25（01）: 114-116.

[37] YAMAMOTO T, YASUHARA A, SHIRAISHI H, et al. Bisphenol A in hazardous waste landfill leachates[J]. Chemosphere, 2001, 42(4): 415-418.

[38] STAPLES C A, DOME P B, KLECKA G M, et al. A review of the environmental fate, effects, and exposures of bisphenol A[J]. Chemosphere, 1998, 36(10): 2149-2173.

[39] LINDHOLST C, PEDERSEN K L, PEDERSEN S N. Estrogenic response of bisphenol A in rainbow trout (Oncorhynchus mykiss) [J]. Aquatic Toxicology, 2000, 48(2): 87-94.

[40] PEDERSEN S N, LINDHOLST C. Quantification of the xenoestrogens 4-tert. -octylphenol and bisphenol A in water and in fish tissue based on microwave assisted extraction, solid-phase extraction and liquid chromatography–mass spectrometry[J]. Journal of Chromatography A, 1999, 864(1): 17-24.

[41] 朱传新, 郑艳容, YANRONG Z. 超高效液相色谱串联三重四极杆质谱法快速测定人血清中双酚 A 和 4-叔丁基苯酚[J]. 中国卫生检验杂志, 2016, 26（12）: 1689-1692.

[42] 赵红燕, 毕宇芳, 马玲瑛, 等. 非肥胖妇女尿双酚 A 水平与身体组份及骨密度的关系[C]. 第六届国际骨质疏松及骨矿盐疾病学术会议, 2012: 218.

[43] 张圣虎, 张易曦, 吉贵祥, 等. 高效液相色谱-串联质谱法测定儿童和成人尿液中双酚 A、四溴双酚 A 和辛基酚[J]. 分析化

学，2016，44（01）：19-24.

[44] 闫冬良．固相萃取-高效液相色谱法测定芹菜茎叶中的环境雌激素[J]．甘肃农业大学学报，2012，47（01）：155-160.

[45] 彭青枝，李涛，潘思轶，等．食品包装材料聚碳酸酯中双酚 A 残留量的测定[J]．中国卫生检验杂志，2009，19（04）：798-799.

[46] 卫碧文，缪俊文，于文佳，等．气相色谱-质谱法分析食品包装材料中双酚A[J]．分析试验室，2009，28（01）：107-109.

[47] 吕刚，王利兵，刘军，等．包装材料中的酚类环境雌激素的测定-固相微萃取/气相色谱质谱法[J]．分析试验室，2008，27（09）：73-75.

[48] 张文德，马志东，郭忠．食品包装材料中双酚 A 的极谱测定[J]．分析化学，2003，（02）：249.

[49] 堵锡华．用新的路径定位指数和神经网络研究多溴联苯醚理化性质[J]．化工学报，2014，65（04）：1169-1178.

[50] 才满，杜克久．多溴联苯醚降解的代谢途径[J]．材料导报，2016，30（11）：97-102+109.

[51] 赵静，徐挺，白建峰．多溴联苯醚暴露的神经行为效应及其毒理机制[J]．生态毒理学报，2017，12（01）：52-63.

[52] 孟雨婷，张卫荣，汪娟，等．多溴联苯醚的植物毒理学研究进展[J]．植物生理学报，2018，54（02）：183-191.

[53] 刘芃岩，路佳良，孙佳惠，等．多溴联苯醚（PBDEs）光降解研究现状[J]．环境化学，2015，34（02）：270-278.

[54] 宋琪，司婧，张蕴晖．孕期多溴联苯醚暴露与胎儿发育不良关联的研究进展[J]．环境与职业医学，2017,34（12）：1105-1110.

[55] 奚晶，尤馨悦，曹易懿，等．持久性环境污染物多溴联苯醚的

生殖发育毒性[J]. 伤害医学（电子版），2016，5（03）：44-48.

[56] 贾朝霞，武明辉. 多溴联苯醚污染对母婴健康影响研究进展[J]. 中国公共卫生，2015，31（08）：1105-1108.

[57] 秦燕燕，蹇斌. 环境中多溴联苯醚污染状况调查及其对人体健康的影响研究[J]. 环境科学与管理，2015，40（06）：50-53.

[58] 赵敬敬，张琦. 多溴联苯醚的环境污染状况及健康危害研究进展[J]. 环境与健康杂志，2018，35（11）：1018-1022.

[59] 穆希岩，黄瑛，李学锋，等. 我国水体中持久性有机污染物的分布及其对鱼类的风险综述[J]. 农药学学报，2016，18（01）：12-27.

[60] 王森，袁琪，韩瑞霞，等. 环境介质中多溴联苯醚（PBDEs）分布特征的研究进展[J]. 环境化学，2017，36（12）：2584-2599.

[61] 肖睿，冯松宝，汪玲. 土壤中多溴联苯醚的特性[J]. 西部资源，2019，No.89（02）：169-170.

[62] 鞠婷，葛蔚，柴超. 胶州湾沉积物中多溴联苯醚的污染特征及风险评价[J]. 环境化学，2017，36（04）：839-848.

[63] 笪春年，王儒威，夏潇潇，等. 巢湖表层沉积物中多溴联苯醚的分布和污染源解析[J]. 湖泊科学，2018，30（01）：150-156.

[64] 祝方，陈雨，万鹏. 电子垃圾拆解地多溴联苯醚污染土壤修复技术研究进展[J]. 安全与环境工程，2015，22（01）：73-77.

[65] 王赛赛，宋怿，韩刚，等. 多溴联苯醚污染现状研究进展[J]. 中国农学通报，2017，33（20）：149-157.

[66] 康春玉，宋铁红，孙思玥，等. 多溴联苯醚的污染状况及其生态毒理研究进展[J]. 化工设计通讯，2019，45（03）：207.

[67] 张桂芹，丁椿，朱丽，等. 济南市夏季环境空气中PBDEs的浓度分布及潜在风险分析[J]. 环境科学研究，2019，v.32；

No.255（04）：584-592.

[68] 刘锋平，朱英. 室内环境中多溴联苯醚污染及人体暴露研究进展[J]. 卫生研究，2018，47（02）：335-344.

[69] IMANAKA M, SASAKI K, NEMOTO S, et al. Determination of bisphenol A in foods using GC/MS[J]. Journal of the Food Hygienic Society of Japan, 2001, 42: 71-8.

[70] 郑向华，林立毅，方恩华，等. 固相萃取-气相色谱-质谱法测定食品中23种邻苯二甲酸酯[J]. 色谱，2012，30（01）：27-32.

[71] 董蔚，赵东瑞，孙啸涛，等. 非离子型表面活性剂/涡旋-液液微萃取结合气相色谱/质谱联用法检测白酒中邻苯二甲酸酯类塑化剂[J]. 食品安全质量检测学报，2015，6（07）：2639-2650.

[72] MONTEVECCHI G, MASINO F, ZANASI L, et al. Determination of phthalate esters in distillates by ultrasound-vortex-assisted dispersive liquid-liquid micro-extraction (USVADLLME) coupled with gas chromatography/mass spectrometry[J]. Food Chemistry, 2017, 221: 1354-1360.

[73] 李蓉，薄艳娜，卢俊文，等. 气相色谱-三重四极杆串联质谱法同时测定焙烤食品中 28 种邻苯二甲酸酯[J]. 色谱，2016，34（05）：502-511.

[74] 葛宇，印杰，曹程明，等. 高效液相色谱-荧光检测法测定罐头食品中的双酚 A、BADGE 及其衍生物[J]. 食品与发酵工业，2009，35（09）：119-123.

[75] 彭青枝，潘思轶，刘松，等. 高效液相色谱法测定罐装食品中双酚 A[J]. 中国卫生检验杂志，2010，20（10）：2415-2416.

[76] 孙文闪，田富饶，杨委，等. 液相色谱法同步测定化妆品中 6 种邻苯二甲酸酯[J]. 化学研究，2013，24（01）：82-85.

[77] 佟晓波，李莹，矫筱曼，等. HPLC 法测定化妆品中十六种邻苯二甲酸酯类化合物[J]. 香料香精化妆品，2012，（03）：33-35+38.

[78] 郑贺，姚海旭，吴月，等. 方便面包装物中 5 种邻苯二甲酸酯的测定[J]. 安徽农业科学，2011，39（19）：11969-11970+11980.

[79] 杨红梅，王浩，刘艳琴，等. 液相色谱-串联三重四极杆质谱测定饮料中双酚 A 残留[J]. 食品研究与开发，2009，30（12）：137-139.

[80] 俞晔，袁大炜，邹建新，等. 饮用水中双酚 A 的固相萃取-高效液相色谱-电喷雾电离串联质谱测定法[J]. 环境与健康杂志，2010，27（02）：143-144.

[81] 闫蕊，邵明媛，孙长华，等. 加速溶剂萃取-高效液相色谱串联质谱法测定土壤中邻苯二甲酸酯[J]. 分析化学，2014，42（06）：897-903.

[82] 徐磊，夏宁，NING X. 在线固相萃取/高效液相色谱法测定环境水样中的 4 种痕量邻苯二甲酸酯[J]. 分析测试学报，2011，30（05）：558-561.

[83] 杨荣静，卫碧文，高欢，等. 高效液相色谱-串联质谱法检测食品接触材料中的 17 种邻苯二甲酸酯类增塑剂[J]. 环境化学，2012，31（06）：925-929.

2

环境内分泌干扰物与
早发性卵巢功能不全、
多囊卵巢综合征

2.1 两种重要的女性生殖相关卵巢内分泌疾病

2.1.1 早发性卵巢功能不全

2.1.1.1 疾病概述

早发性卵巢功能不全（premature ovarian insufficiency，POI）是指女性在 40 岁之前由于卵巢功能衰退导致的临床综合征，主要表现为月经异常（闭经、月经稀发或频发）、促性腺激素水平升高（卵泡刺激素 FSH>25 U/L）、雌激素水平波动性下降[1]。女性卵巢功能减退是一个逐渐进展的过程，POI 是卵巢功能减退至一定阶段所发生的疾病状态。卵巢储备功能减退（diminished ovarian reserve，DOR）、早发性卵巢功能不全、卵巢早衰（premature ovarian failure，POF）代表了卵巢功能逐渐下降的三个不同阶段。DOR 不强调年龄、病因和月经改变，指卵巢内卵母细胞的数量减少和（或）质量下降，伴抗苗勒管激素水平（anti-Müllerian hormone，AMH）降低、窦卵泡数（antral follicle count，AFC）减少、FSH 升高，表现为生育能力下降。POF 指女性 40 岁以前出现闭经、FSH>40 IU/L 和雌激素水平降低，并伴有不同程度的围绝经期症状，是 POI 的终末阶段[2]。尽管 POF 是 POI 的终末阶段，但临床研究报道约 50%的 POF 患者会出现间歇性排卵现象，5%~10%的患者甚至在确诊多年后仍可自然受孕[3]。

由于卵巢功能的减退导致女性生育力的丧失和低雌激素状态，POI 已成为影响女性生殖健康不可忽视的因素，POI 的最大危害就是对生育力的严重影响和早绝经给女性带来的近期及远期不良后果，包括潮热、出汗、失眠、性欲降低及痴呆、心、脑血管疾病、骨质疏松等慢性病发病风险明显增高等，严重影响妇女的生育健康及身心健康[4]。

2.1.1.2　流行病学

既往报道的 POI 发病率约 1%[5]，在不同人种中略有差异。近年来，随着环境污染的加剧、生活方式的改变、生育年龄的推迟及带瘤生存期的延长，该病的发病率有逐渐上升和低龄化的趋势。

2.1.1.3　病　因

POI 是一种高度异质性和病因混杂性疾病，病因学研究认为 POI 与原始卵泡数量减少、卵泡闭锁加速、卵泡成熟过程受损或窦前卵泡发生阻滞及排卵抑制相关。遗传因素、医源性因素（放疗、化疗对性腺的破坏或手术所致的卵巢血供受影响）、自身免疫性疾病、药物、环境因素、个人行为或特发性原因[6]等都可能引起卵巢功能的减退。

但是目前半数以上的 POI 病因不明确，称之为特发性 POI[7]。

1. 遗传因素

遗传因素主要包括染色体的异常、基因突变和线粒体功能障碍等方面。POI 遗传机制的广泛研究，尤其是拷贝数变异（copy number variant，CNVs）、全基因组关联分析（genome wide association study，GWAS）、全外显子组测序研究（whole exome sequencing，WES）等技术的应用，使得越来越多的易感位点及候选基因被发现[8]。

（1）染色体异常：包括 X 染色体数目异常、X 染色体结构异常和常染色体异常。X 染色体细胞遗传学的异常如 45，X Turner 综合征及其他嵌合体是最为常见的早发性卵巢功能不全（POI）的病因，此外其他的 X 染色体异常如等臂 X 染色体，X 三体，X 短臂及长臂的部分缺失，X 染色体的平衡易位均可导致 POI 的发生[9]。一些常染色体的异常和点突变已被认为是导致 POI 的原因[10]。

（2）基因突变：X 染色体短臂相关基因如 X 连锁锌指基因（zinc finger protein，X-linked，ZFX）、骨形态生成蛋白 15（bone morphogenetic protein 15，BMP15）等。X 染色体长臂相关基因如位于 POF2 关键区域的人类同源黑腹果蝇透明基因（Diaphonous 2，DIAPH2）、脆性 X 智力低下基因 1（fragile X mental retardation 1，FMR1）和脆性 X 智力低下基因 2（fragile X mental retardation 2，FMR2）等。位于常染色体的候选基因：① 卵泡发生相关基因：如卵母细胞特异性的同源核转录因子（NOBOX）、F1GLA、生长分化因子 9（growth differentiation factor 9，GDF9）等；② 与生殖内分泌功能相关的基因如抑制素 A（inhibin A，INHA）、雌激素受体基因（estrogen receptor gene-α，ESR-1）、孕激素受体膜蛋白 1（progesterone receptor membrane component 1，PGRMC1）等[11]。

（3）线粒体功能障碍：线粒体 DNA（mitochondrial DNA，mtDNA）γ-多聚酶基因（POLG）突变是进行性眼外肌麻痹（progressive external ophthalmoplegia，PEO）的致病原因。已有研究发现 PEO 家系伴发 POF，并携带相同的错义突变。研究表明 POI 患者卵泡细胞内的线粒体 DNA 含量相比正常人明显降低，可推测 POI 与线粒体 DNA（mtDNA）存在关联性。mtDNA 数量、结构的改变导致氧化磷酸化水平降低，也会干扰线粒体自身的功能发挥，进而不能满足卵泡在生长发育过程中对于能量的需求，发生卵巢颗粒细胞及卵母细胞的凋亡，即卵泡闭锁[12]。

2. 医源性因素

医源性因素主要包括手术和恶性肿瘤的放化疗。盆腔手术如单侧或双侧卵巢切除术、卵巢囊肿剥除术、卵巢打孔术或卵巢楔形切除术，可引起卵巢组织缺损，破坏卵巢皮质或血供，对卵巢功能造成不可逆的影响。恶性疾病如乳腺癌、淋巴瘤、白血病的放化疗可诱导卵母细胞凋亡或破坏颗粒细胞功能等。化疗药物对卵巢的损害与患者年龄、化疗药物种类、剂量、用药时间长短相关。放疗对卵巢的影响主要取决于放疗的范围和剂量，盆腔放疗后发生 POI 的风险相对较高。

3. 自身免疫性疾病

自身免疫性卵巢炎或伴发其他自身免疫性疾病，与 POI 有关的自身免疫疾病包括桥本氏甲状腺炎、系统性红斑狼疮、Addison 病（原发性慢性肾上腺皮质功能减退症）、重症肌无力、类风湿性关节炎、特发性血小板减少性紫癜、肾小球肾炎、原发性胆汁性肝硬化等。

4. 环境性或生活方式性因素

环境因素中的内分泌干扰物（EEDs）在 POI 发生中的作用越来越受到关注。基础和流行病学的研究表明 EEDs 可能通过饮食摄入、空气吸入、皮肤接触等不同途径进入人体并在体内富集，干扰雌激素、雄激素、甲状腺素、儿茶酚胺等的生理效应，而与生殖系统很多疾病甚至肿瘤的发生相关[13]。不良生活方式及嗜好可能影响卵巢功能。吸烟、饮酒以及其他因素可能会影响绝经年龄，但尚未确认是导致 POI 的确切病因，仍需对其可能造成的负面影响和潜在机制进行调查和验证[14]。

5. 感染性因素

病毒感染包括人类免疫缺陷病毒、流行性腮腺炎病毒、单纯疱疹病毒、带状疱疹病毒等。文献报道艾滋病毒、带状疱疹病毒、巨细胞病毒，结核杆菌、志贺菌属以及疟原虫等感染与 POI 的发病相关[15]。目前感染性因素与 POI 相关性的研究仅见病例报道，因此，不建议对感染因素进行常规筛查，但需要提高警惕，早发现，早治疗[16]。

2.1.1.4　诊断与鉴别诊断

1. 临床表现及辅助检查

（1）月经改变：从卵巢储备功能减退至功能衰竭，患者可经历数年不等的过渡期，可表现为月经稀发、经期缩短、经量减少，逐渐至闭经。

（2）雌激素水平低下的表现：原发性闭经患者表现为第二性征不发育或发育欠佳。继发性闭经患者可伴有潮热、出汗等血管舒缩症状，失眠、情绪和认识功能改变、记忆力减退等神经精神症状，生殖道干涩灼热、生殖器官萎缩、老年性阴道炎、性功能障碍等泌尿生殖道症状，以及骨质疏松、心血管疾病等远期并发症。

（3）不孕、不育：根据发病时间早晚不同，表现为原发性或继发性不孕或不育。生育力显著下降，在卵巢储备减退的初期，由于偶发排卵，仍有约 5%左右的自然妊娠可能，但自然流产和胎儿染色体异常的风险增加。

（4）精神心理方面：心理压力、自卑、焦虑、抑郁、悲伤、绝望等发病率较高。

（5）体征：原发性闭经患者常伴发性器官和第二性征发育不良、体态发育和身高异常，继发性闭经患者有乳房萎缩、阴毛和（或）

腋毛脱落、外阴、阴道萎缩等。

（6）其他症状：因病因而异，如 Turner 综合征患者可发生心血管系统发育缺陷、智力低下等异常。伴发自身免疫性疾病的临床表现如桥本甲状腺炎、肾上腺功能减退、重症肌无力、系统性红斑狼疮等相应症状与体征，肿瘤患者伴有肿瘤本身或肿瘤治疗带来的临床表现等。

（7）辅助检查。① 内分泌检查：月经改变的患者早卵泡期血清 FSH 升高，抑制素 B（Inhibin B，INH B）、AMH 降低，雌醇（Estradiol，E2）水平降低，常低于 50～70 pmol/L。② 妇科/阴道超声检查：超声检查可见卵巢体积缩小，卵巢测值小于生育期妇女，无卵泡存在或虽有卵泡存在，但数目很少。部分患者可见间歇性卵泡发育及排卵。③ 其他检查：尽管 50%以上病例是特发性的 POI，建议临床进行染色体核型的筛查；伴发自身免疫性疾病的患者建议完善相关疾病的检测，如甲状腺功能、皮质醇、体液免疫、细胞免疫等；有化疗、胸腔纵隔放疗史或 Turner 综合征患者，建议完善心血管系统和超声心动图检查；肿瘤患者建议定期与肿瘤专科随诊、评估；骨密度相关检查等。

2. 诊　断

（1）诊断标准：① 年龄<40岁；② 月经稀发或停经至少4个月以上；③ 至少 2 次血清基础 FSH>25 U/L（间隔>4 周）。亚临床期 POI：FSH 水平在 15～25 U/L，此属高危人群[18]。

（2）病因诊断：结合病史、家族史、既往史、染色体及其他相关检查的结果进行遗传性、免疫性、医源性、特发性等病因学诊断。

3. 鉴别诊断

其他引起月经异常的因素应该排除在外，故该疾病需与多囊卵巢综合征、Asherman 综合征、甲状腺功能不全、高泌乳素血症、功能性下丘脑闭经、卵巢抵抗综合征、完全性雄激素不敏感综合征等疾病相鉴别。

2.1.1.5 治 疗

临床上治疗早发性卵巢功能不全遵循去除发病原因、治疗原发疾病或伴随疾病、早期发现、早期治疗的原则。由于绝经过早，部分妇女尚未完成生育，故根据患者对月经和生育的不同要求，正确使用激素疗法（hormone therapy，HT）调节月经的同时，采用促排卵、卵巢组织移植或是辅助生殖技术等帮助其实现生育。

1. 激素治疗

激素治疗不仅可以缓解围绝经期低雌激素相关症状，还可以降低心血管疾病、骨质疏松性骨折和神经认知功能损害等远期健康风险。POI 的患者需长期用药，应遵循以下原则。① 时机：在无禁忌证、充分评估慎用情况的基础上，尽早开始激素替代治疗（hormone replacement therapy，HRT）；② 持续时间：可持续治疗至平均自然绝经年龄，之后可参考绝经过渡期和绝经后激素治疗临床应用指南继续进行；③ 方案：有子宫的患者应周期性给予孕激素以保护子宫内膜，没有子宫或已切除子宫者可单用雌激素；④ 激素治疗的途径有多种，临床上患者可选择口服，同时还有经皮或是经阴道使用等途径。对于存在阴道干涩不适等泌尿生殖系统症状及性交困难者，可局部使用雌激素或阴道润滑剂。

临床上对于无生育要求的女性，激素治疗可以维持其第二性征，显著改善围绝经期由于性激素低下而出现的血管舒缩症状等，有效地预防骨质疏松，改善生活质量。对于有生育要求者，激素治疗还可以产生同步化的子宫内膜改变，为受精卵着床提供条件，模拟月经周期中激素变化，诱导其内源性 LH 峰的发生，增加卵巢恢复排卵的可能性。一旦开始 HRT 治疗需每年定期复查，复查包括：实验室内分泌指标（性激素如雌二醇、FSH，促甲状腺激素、皮质醇等）、肝肾功、血脂、血糖、心电图、乳腺钼靶、骨密度、宫颈癌前筛查等[19]，以便临床医生对其进行一个全面的监测和评估，必要时调整用药方案、剂量、药物和剂型。

2. 生育相关管理

女性的卵子数量是有限的，对于早发性卵巢功能不全尚有生育需求的妇女而言，治疗相对棘手。Kalantaridou 等[20]提出在核型正常的自发性卵巢早衰的患者中，有的卵巢仍然存在卵泡，可以间断性地恢复卵巢功能，因此在卵巢早衰确诊以后患者仍有自然妊娠发生。Van Kasteren[21]等总结了 76 篇卵巢早衰治疗的报道，POF 患者在确诊后仍有 5%～10% 的概率自然妊娠，但没有证据表明任何促排卵可以明显改善妇女的生育力。因此临床上对卵巢早衰患者采用促排卵治疗时应慎重。

辅助生殖技术治疗：赠卵体外受精-胚胎移植是 POI 患者解决生育问题的可选途径。亚临床期患者可尝试增加促性腺激素剂量、促性腺激素释放激素拮抗剂方案、激动剂短方案、微刺激及自然周期等方案，但妊娠率低，目前尚无最佳用药方案。

生育力保存主要针对 POI 高风险人群或因某些疾病或治疗会损伤卵巢功能的情况，同时很多国际专业学会建议，在年轻的女性癌症患者确诊时，医师应该及时告知其生育力保护保存的方法[22]。目前不成熟卵子的体外成熟已成为可能，但是人类卵巢组织的体外发育和成熟尚待研究。根据患者的[23]个体化情况，如年龄、婚姻情况、手术、放疗或化疗的急迫性、肿瘤治疗的方案及剂量等，建议采取适当的生育力保存方法，包括胚胎冷冻、卵母细胞冷冻、卵巢组织冷冻、促性腺激素释放激素激动剂等，但其中卵母细胞冷冻、卵巢组织冷冻尚存在技术、伦理等方面的问题，且其安全性和有效性有待进一步的研究。

3. 远期健康及并发症管理

POI 女性发生骨质疏松、心血管疾病、认知功能障碍的风险增加，除激素治疗外，可选择一系列手段来预防骨质疏松，包括锻炼身体、增加运动量，适当补充钙剂及维生素 D，避免吸烟、酗酒等危险因素。缓解心理压力，必要时心理疏导及治疗，健康均衡饮食，避免生殖毒性物质的接触等。

综上所述，早发性卵巢功能不全的病因众多，临床上很难明确病因。若未得到及时的诊断、治疗，将对患者身心健康造成严重影响，因此早期诊断、早期治疗尤为重要。对就诊的患者应详细询问其病史、家族史，进行全面系统的检查等，提高妇产科、肿瘤科、风湿免疫科等专业临床医生对女性卵巢功能的重视，为临床高危人群提供产前咨询及正确、有效的生育力咨询与生育力保存技术。对于确诊 POI 者，应该积极进行 HRT 等长期治疗和随访管理，同时进行个性化治疗，做好生育相关管理及远期健康及并发症管理。

2.1.2 多囊卵巢综合征

2.1.2.1 疾病概述

多囊卵巢综合征（polycystic ovary syndrome，PCOS）是妇科生

殖内分泌临床最常见的疾病，其临床表现呈异质性，以雄激素增多症、无排卵和多囊性卵巢形态为基本特征的综合征，但个体之间存在很大的程度差异，至今发病机制尚未阐明，容易并发月经紊乱、不孕、胰岛素抵抗（insulin resistance，IR）和代谢紊乱性疾病，其心理特征和生活质量也容易受到影响[24]。该病不仅影响患者的生殖功能，还增加雌激素依赖性肿瘤如子宫内膜癌的发病率，同时相关的代谢失调包括高雄激素血症、胰岛素抵抗、糖代谢异常、脂代谢异常、心血管疾病风险也增加，严重危害妇女的健康。

2.1.2.2 流行病学

据报道，PCOS 在生育年龄妇女中的发病率为 5%～10%[25]（目前我国尚缺少全国性、大样本、多中心的研究结果），也有文献报道其发病率为 8%～13%[26]、6%～10%、8%～12%等，根据其纳入的研究人群和诊断标准而存在差异。该病在妇科内分泌临床上占 20%～60%，闭经妇女中占 25%，无排卵不孕症妇女中约占 1/3，辅助生育技术助孕的患者中约占 50%[27]。

2.1.2.3 病　因

PCOS 的确切病因尚不清楚，主要病因如下[28]：

1. 遗传因素

PCOS 有家族聚集现象，可能是一种复杂的多基因功能障碍，该因素被认为是 PCOS 发病的主要原因。

2. 高雄激素血症

高雄激素血症是 PCOS 的重要特征，雄激素代谢异常是 PCOS

发病的重要原因之一。

3. 胰岛素抵抗

研究显示，PCOS 患者胰岛素抵抗的发生率可达 20%～40%，越来越多的研究支持胰岛素抵抗是 PCOS 发病的中心环节，并且和 PCOS 的远期代谢并发症有着密切的联系。

4. 环境因素

宫内高雄激素环境、抗癫痫药物、地域、营养和生活方式等，可能是 PCOS 发病的危险因素或易患因素。

此外，慢性炎症、肠道菌群、内分泌异常和代谢异常等与 PCOS 的发病密切相关。

2.1.2.4　诊断与鉴别诊断

1. 临床表现及辅助检查

PCOS 多起病于青春期。

（1）月经与排卵异常、不育：本征的主要症状。多表现为月经稀发或闭经，也可表现为异常子宫出血等，生育期妇女因排卵障碍导致不孕。

（2）高雄激素症状：多毛、痤疮是高雄激素血症最常见的表现。患者可出现不同程度的多毛，以性毛为主，阴毛浓密且呈男性型倾向，延及肛周、腹股沟或腹中线，也有出现上唇和（或）下颌细须或乳晕周围有长毛等。痤疮，常位于额、双颊、鼻及下颌等部位，最初表现为粉刺，以后可演变为丘疹、脓疱、结节、囊肿、瘢痕等。其他男性化体征如肌肉发达、乳房萎缩、声调低沉、出现喉结、阴蒂增大、秃顶等[29]。

（3）肥胖：肥胖与胰岛素抵抗、雄激素过多、游离睾酮比例增加等有关。

（4）黑棘皮症：颈后、腋下、外阴、腹股沟等皮肤皱褶处成灰棕色、天鹅绒样、片状、角化过度的病变，是严重胰岛素抵抗（IR）的一种常见的皮肤变化。

（5）辅助检查。① 高雄激素血症：PCOS 患者血清各种雄激素，包括睾酮（T）、游离睾酮指数或游离睾酮水平、脱氢表雄酮（DHEA）等水平高于实验室参考正常值。② 高雌酮血症：高雄激素使性激素结合球蛋白（SHBG）降低，游离 E_2 也相对增高。③ 黄体生成素(LH)、FSH 水平比例异常：LH/FSH 比值增高至 2～3 以上，LH/FSH 周期性高峰消失。④ 高胰岛素血症：高胰岛素血症是由于外周组织对胰岛素作用有抵抗，引起胰岛 β 细胞代偿性分泌亢进所致；PCOS 患者除肥胖引起胰岛素抵抗外，还有其特有的胰岛素抵抗基础，因为身体瘦的 PCOS 患者也有高胰岛素血症。⑤ 高催乳激素血症。20%～35%的 PCOS 患者可伴有催乳素水平轻度升高。⑥ 高肾素血症。⑦ 基础体温测定表现为单相型基础体温曲线。⑧ B 超检查：2018 年美国妇产科医师学会（ACOG）指南中[30]对多囊卵巢（Polycystic Ovary，PCO）的诊断标准为：在一侧或双侧卵巢中，直径为 2～9 mm 的卵泡数量≥12 个，或者卵巢的体积增大（超过 10 cm³）。2018 年由澳大利亚学者牵头、美国生殖学会（ASRM）与欧洲人类生殖与胚胎发育学会（ESHRE）提出的共识性意见[31]中，使用多囊卵巢形态（Polycystic Ovarian Morphology，PCOM）来描述 PCO，其诊断标准是经阴道超声检查时，每侧卵巢直径 2～9 mm 的卵泡数量≥20 个，和/或任一侧卵巢体积>10 mL；使用其他超声检查方法时，任一侧卵巢的体积>10 mL。对于月经周期不正常或有高雄激素血症的患者，卵巢超声检查不是诊断 PCOS 的必要条件[32]。

2. 诊　断

目前应用最广泛的仍是 2003 年鹿特丹 PCOS 诊断标准：① 稀发

排卵或不排卵；② 临床或生化高雄激素表现；③ 超声显示多囊卵巢形态（PCOM）：一侧或双侧卵巢可见≥12 个直径 2~9 mm 的卵泡和/或卵巢体积>10 mL。具备 3 项中 2 项即应考虑诊断，同时需要排除其他引起雄激素增高的疾病，如先天性肾上腺皮质增生症、库欣综合征（Cushing syndrome，CS）、卵巢或肾上腺肿瘤以及其他引起排卵障碍的疾病，如高催乳素血症、早发性卵巢功能不全、垂体或下丘脑性闭经以及甲状腺功能异常。

2018 年国际循证医学指南共识性意见[33]中仍然认可成人采用 2003 年鹿特丹 PCOS 诊断标准，推荐 PCOS 的诊断呈渐进式，围绕临床表现：如有月经不规律以及高雄激素临床表现，诊断即可成立，不需做超声检查或查性激素；月经不规律、无高雄激素临床表现的，再化验血是否有高雄激素血症；单有月经不规律或高雄激素临床表现者，需行超声检查，有 PCOM，才诊断 PCOS。

3. 鉴别诊断

该病需与卵泡膜细胞增殖症、肾上腺皮质增生或肿瘤、分泌雄激素的卵巢肿瘤如卵巢支持细胞-间质细胞肿瘤、卵巢门细胞瘤、垂体催乳素腺瘤等相鉴别。

2.1.2.5　治　疗

1. 改善生活方式

2018 年国际循证医学指南[34]推荐 PCOS 患者优化如血糖、体重、血压、吸烟、饮酒、饮食、运动、睡眠以及精神、情绪和性健康等因素，进而改善生殖和产科结局。生活方式改善与生活方式干预已成为 PCOS 治疗的普遍共识，"饮食+运动+认知行为"生活方式干预可使 PCOS 女性体重降低，IR 及高雄激素血症得到改善，从而恢复排卵及生育功能[35]。

2. 调整月经周期

（1）口服避孕药。复方口服避孕药（Combined Oral Contraceptive，COC）可有效调整月经周期，增加性激素结合球蛋白生成而降低雄激素活性，部分制剂中的孕激素具有直接的抗雄激素作用，可纠正高雄激素血症，一直以来被推荐为 PCOS 患者降雄激素治疗的首选药物[36]。同时 COC 可有效避孕，周期性撤退性出血可改善子宫内膜状态，预防子宫内膜癌的发生。服药前需排除相关禁忌证，用药期间定期监测血糖、血脂变化，对于青春期女性使用口服避孕药前应做好充分的知情同意。

（2）孕激素。对无明显雄激素水平升高的临床和实验室表现，且无明显胰岛素抵抗的无排卵患者，可单独采用定期孕激素治疗。该方法调整月经周期，周期性撤退性出血保护子宫内膜，预防子宫内膜癌的发生；可能通过减缓黄体生成素（LH）脉冲式分泌频率，部分程度上降低雄激素水平。

3. 高雄激素血症的治疗

各种短效口服避孕药均可用于高雄激素血症的治疗，炔雌醇含量为 35 μg 的 COC 增加静脉血栓形成风险，不再被推荐使用，建议使用每片含 20~30 μg 炔雌醇的 COC，世界卫生组织（WHO）推荐的达英-35 仅用于治疗临床高雄激素表现如多毛、痤疮等[37]。通常，痤疮需治疗 3 个月，多毛需治疗 6 个月，但停药后雄激素水平升高的症状将恢复。若患者无法耐受 COC 或至少 6 个月 COC 治疗后无效，可考虑使用抗雄激素药物如螺内酯和非那雄胺，但有生育计划者禁止使用[38]。

4. 胰岛素抵抗的治疗

二甲双胍适用于治疗肥胖或有胰岛素抵抗的患者，二甲双胍有改善代谢，协同促排卵药物改善妊娠结局的获益。体重指数（BMI）$\geqslant 25 \text{ kg/m}^2$，已经确诊糖耐量受损（IGT）和 2 型糖尿病（T2 DM），存在 IGT 和 T2 DM 危险因素 [糖尿病及高血压家族史、血压$\geqslant 140/90 \text{ mmHg}$ 或已经治疗中的高血压、高密度脂蛋白（HDL-C）$<35 \text{ mg/dL}$ 或甘油三酯$>250 \text{ mg/dL}$、黑棘皮症等]，青春期 PCOS 确诊或有 PCOS 相关症状的患者，可以在生活方式干预的基础上服用二甲双胍[39]。如月经不恢复，仍须加用孕激素调节月经周期。二甲双胍为 B 类药物，妊娠后是否继续应用，需根据患者具体情况和内分泌专科医生建议慎重决定。目前尚缺乏高质量的全孕期使用二甲双胍子代发育及疾病负担的长期观察证据，美国糖尿病协会建议使用二甲双胍的 PCOS 患者在确诊妊娠后应停药，妊娠期糖尿病（Gestational Diabetes Mellitus，GDM）患者拒绝或医生判断其不能安全应用胰岛素时，可使用二甲双胍[40]。二甲双胍可能发生肾功能损害和乳酸性酸中毒等副作用，需定期复查肾功能。曲格列酮因其严重肝脏不良反应已经被美国食品药品监督管理局（FDA）停用，吡格列酮和罗格列酮的心血管不良事件和增加膀胱癌的发生率使其应用也受到严格限制，目前的 PCOS 治疗指南均不推荐使用噻唑烷二酮类药物[41]。

5. 促排卵治疗

（1）口服药物。① 克罗米芬（Clomiphene Citrate，CC）：通过与雌激素受体结合，解除雌激素对下丘脑-垂体的反馈作用，使垂体促性腺激素分泌增加，促使卵泡生长发育。该药常见的不良反应包括：轻度卵巢过度刺激综合征（Ovarian Hyperstimulation Syndrome，OHSS）、多胎妊娠、潮热、视觉干扰、腹部不适、乳房疼痛等。禁忌证包括原因不明的不规则阴道出血、子宫或卵巢性质不明的占位、肝功能损害、精神抑郁、血栓性静脉炎等。② 来曲唑（Letrozole，LE）：该药作为一线的促排卵药物，是第三代高选择性芳香化酶抑制剂。相较于 CC，LE 半衰期仅 45 小时，停药后雌激素水平可迅速恢复，对子宫内膜无明显抑制，因此更常用于 CC 抵抗或治疗失败的PCOS 患者。该药物 FDA 妊娠安全性分级为 D 级，孕妇禁用。③ 中医药促排卵：PCOS 排卵障碍的中医病机主要是肾-天癸-冲任-胞宫生殖轴失常，临床上根据中医证候来确定治法方药[42]。

（2）促性腺激素（Gonadotropins，Gn）。Gn 是 PCOS 不孕患者的二线治疗方法之一，常用的促性腺激素为人绝经期促性腺激素（Human Menopausal Gonadotropin，HMG）、高纯度 FSH（Highly Purified Follicle Stimulating Hormone，HP-FSH）和基因重组 FSH（Recombinant Follicle Stimulating Hormone，r-FSH）等。适应证：① LE、CC 抵抗；② 既往 LE、CC 促排卵方案下内膜发育不良（扳机日内膜厚度≤6 mm）；③ LE、CC 连续促排 3 个周期未孕且无其他不孕因素者。禁忌证：① 有卵巢肿瘤者；② 甲亢或肾上腺功能异常；③ 垂体肿瘤[43]。应在具备盆腔超声及雌激素监测的技术条件，并具有治疗卵巢过度刺激综合征和减胎技术的医院进行。

（3）腹腔镜卵巢打孔术（Laparoscopic Ovarian Drilling，LOD）。

该方法作为二线治疗，主要适于 LE 治疗无效、CC 抵抗、因其他疾病需腹腔镜检查盆腔、随诊条件差、不能进行促性腺激素治疗监测者，建议选择体重指数（BMI）≤34 kg/m^2，LH>10 U/L，游离睾酮水平高的患者作为治疗对象。禁忌证包括有腹腔镜手术禁忌者、疑有卵巢储备功能下降者、盆腔粘连严重者不宜行 LOD 等。

6. 辅助生育技术的选择

以上一线、二线治疗失败或存在其他辅助生殖技术指征时（如输卵管因素或男性因素等），可考虑辅助生殖技术。

（1）宫腔内人工授精（Intrauterine Insemination，IUI）。IUI 包括夫精人工授精（Artificial Insemination with Husband's Sperm，AIH）和供精人工授精（Artificial Insemination by Donor，AID）。适应证主要包括男性因素、宫颈因素、不明原因的不孕、性功能障碍等。

（2）体外受精-胚胎移植（In Vitro Fertilization and Embryo Transfer，IVF-ET）。此技术适用于以上方法促排卵治疗失败的患者。研究显示，PCOS 女性与非 PCOS 女性进行 IVF 助孕的临床妊娠率和活产率相似，但存在 OHSS、卵泡发育与子宫内膜成熟不同步、多胎妊娠、流产率增高、妊娠并发症增高等风险，可以通过改变促排卵和扳机方案、全胚冷冻和单胚胎移植来控制 OHSS 和多胎妊娠风险[44]。

7. 心理治疗

包括科普宣教、心理疏导、行为疗法及家属情感支持，严重者需要专科必要时给予抗精神病药物治疗。

8. 流产的预防和治疗

建议对 PCOS 患者孕前进行健康和疾病评估，尤其是既往有自然流产史的 PCOS 患者，应当将 IR 和肥胖作为自然流产的重要风险因素进行筛查。存在肥胖、IR 或糖耐量异常的患者需要进行孕前的预治疗，待相关风险因素控制到正常或接近正常后再怀孕，可以降低流产的风险。

2.2　环境内分泌干扰物与早发性卵巢功能不全、多囊卵巢综合征

2.2.1　双酚 A 与早发性卵巢功能不全、多囊卵巢综合征

2.2.1.1　双酚 A 概述

双酚 A（Bisphenol A，BPA），学名 2，2-二（4-羟基苯基）丙烷，简称二酚基丙烷，是世界上年产量最大的化学制品之一[27]，广泛应用于矿泉水瓶、食品包装、婴儿用瓶等日常塑料制品中，是一种重要的环境内分泌干扰物，其化学结构与雌激素类似，具有弱雌激素活性，能直接或通过其衍生物干扰生物机体的正常内分泌功能[28,29]。BPA 主要通过食物口服等多种途径进入人体，干扰体内雌激素、雄激素等激素的生理效应，进而与女性生殖系统多种疾病，甚至肿瘤的发生相关；双酚 A 在体内产生广泛的生物学效应，其对生殖系统的影响也日益受到重视[30]。

2.2.1.2　双酚 A 与早发性卵巢功能不全

目前，双酚 A 与早发性卵巢功能不全（POI）的流行病学报道国内外报道较少。Özel S 等[31]进行横断面和病例-对照研究，检测 30 例 POI 患者和 30 例健康育龄期女性血清邻苯二甲酸和双酚 A 的水平，结果显示血清双酚 A 浓度在 POI 组和对照组相似。Li C 等[32]进行病例-对照研究，纳入 159 例 POI 患者和 186 名正常对照组，利用超高效液相色谱-三重四级杆质谱法对尿液双酚 A 的浓度进行检

测，结果显示尿液双酚 A 浓度与 POI 的发生风险不相关，差异无统计学意义（P=0.603）。现有的流行病学证据较少，尚待更多严格设计的样本量较大的临床试验加以证实和重新评价。

2.2.1.3　双酚 A 与多囊卵巢综合征

多囊卵巢综合征（PCOS）的病因复杂，至今尚未阐明。双酚 A 具有弱雌激素和抗雄激素等活性，多项流行病学和基础实验研究显示，双酚 A 可能参与了 PCOS 疾病的发生。

1. 血液双酚 A 检测方面

Akın L 等[33]选择早卵泡期（月经第 2～5 天）对 173 例 13～19 岁的土耳其青春期女性进行血液检测，通过高效液相色谱法检测血清 BPA，结果显示诊断为 PCOS 的青春期女性的血清 BPA 水平的均值明显高于正常的青春期女性，分别为 1.1 ng/mL（95%CI：1.0～1.2）和 0.8 ng/mL（95%CI：0.6～0.9），且差异有统计学意义（P=0.001）。此外，研究者发现血清 BPA 水平与总睾酮、游离睾酮、脱氢表雄酮呈正相关且差异有统计学意义（P<0.05）。Kandaraki E 等[34]进行的横断面研究，纳入 71 例 PCOS 患者和 100 例健康妇女，于卵泡早期（月经第 2～4 天）或任何时间（受试者无排卵且孕激素水平<5 ng/mL）采集血液标本，采用 ELISA 试剂盒测定血清 BPA 水平，结果发现 PCOS 组血液 BPA 水平显著高于对照组，分别为（1.05±0.56）ng/mL 与（0.72±0.37）ng/mL，且差异有统计学意义（P<0.001），同时 PCOS 组的睾酮、脱氢表雄酮、LH/FSH 和游离睾酮指数显著高于对照组，而血清性激素结合球蛋白水平显著低于对照组（P<0.05）；多元回归分析后发现血清 BPA 水平与 PCOS 的发生具有显著正相关关系（r=

0.497，P<0.05）。上述研究提示 BPA 在 PCOS 发病机制中的作用。Takeuchi T 等[35]对 16 例 PCOS 患者、14 例健康女性（卵泡早期）和 11 例健康男性采用 ELISA 试剂盒检测血清双酚 A 水平，结果显示，PCOS 患者和健康男性的血清 BPA 水平，均明显高于健康女性，分别为（1.49±0.11）ng/mL,（1.04±0.10）ng/mL 和（0.64±0.10）ng/mL，且差异均有统计学意义（P<0.05）；所有受试者中血清 BPA 水平与总睾酮和游离睾酮水平呈显著正相关关系（r= 0.595、0.609，P<0.001），提示此种性别差异所致的血清 BPA 水平差异，可能与 BPA 影响雄激素代谢机制有关。李婷婷等[36]纳入 23 例 PCOS 合并胰岛素抵抗（IR）、37 例 PCOS 合并非胰岛素抵抗（non-IR，NIR）和 30 例合并输卵管性不育、男性不育、月经紊乱的非 PCOS NIR 者，于月经第 3～5 天（闭经 3 个月以上者则为随时）采集空腹肘静脉血，采用气-质联用超声辅助-液液萃取（GC-EI-MS）法测定血清双酚 A 水平，结果显示，与正常对照组相比，PCOS 组血清双酚 A 的水平差异无统计学意义（P=0.766），PCOS-NIR 组血清 BPA 水平高于 PCOS-IR 组和对照组，分别为 11.67 ng/mL、5.62 ng/mL 和 9.46 ng/mL，但差异无统计学意义（P>0.05）。该研究与上述研究结果不一致，可能与受试者地域分布、检测方法、膳食差异及环境污染情况不同等因素有关。

2. 尿液双酚 A 检测方面

CalafatAM 等[37]对 394 例美国本土居住者的尿液采用放射性核素稀释气相色谱/质谱法进行测定，结果显示，受试者尿液双酚 A 的检出率为 95%。Vagi SJ 等[38]纳入 52 例 PCOS 患者和 50 例健康女性的对照组，采用高效液相色谱-放射性核素稀释串联质谱法检测，结果显示 PCOS 组与对照组尿液的 BPA 水平差异无统计学意义（P>0.05）。

3. 卵泡液双酚 A 检测方面

王缘等[39]纳入 19 例进行体外受精/卵母细胞胞浆内单精子注射的 PCOS 患者和 16 例因男方因素或输卵管性因素所致的不孕的非PCOS 患者，每位患者收集至少一个优势卵泡液，采用 ELISA 试剂盒进行测定，结果显示，与非 PCOS 患者相比，PCOS 患者的卵泡液BPA 水平显著升高，分别为（336.29±59.02）ng/mL 和（446.57±63.57）ng/mL，且差异有统计学意义（P<0.001）。

综上所述，PCOS 作为育龄期妇女常见的妇科内分泌疾病，已引起国内外研究者的高度重视。笔者就双酚 A 与多囊卵巢综合征的相关性做了系统评价[40]，笔者所在的团队也就其相关性做了全面的综述[41]，目前流行病学研究发现 BPA 可能与多囊卵巢综合征的发生相关，但此类研究相对较少，尚待更多严格设计的样本量较大的临床试验作进一步深入的研究，加以证实和重新评价。

2.2.1.4 双酚 A 对卵囊生殖毒性的基础实验研究

研究显示，双酚 A 不仅干扰颗粒细胞正常功能，影响卵泡及卵母细胞发育，影响女性正常的生育力，还可引起乳腺、子宫等其他雌性生殖器官异常[42]。目前，双酚 A 对卵巢生殖毒性的基础实验研究主要在以下几个方面：

1. 双酚 A 对原始卵泡池动态变化的影响

原始卵泡是唯一的卵泡储备形式，其总数构成原始卵泡池，原始卵泡池中大部分原始卵泡处于静息状态，仅少量原始卵泡被启动募集，逐渐发育、成熟、排卵或闭锁，该过程是持续且不可逆的[43, 44]。因此，原始卵泡池的形成和维持与卵原细胞巢崩解、卵泡组装及原始卵泡启动募集密切相关。卵巢正常生理功能的维持需要一定数量的原始卵泡被启动募集并进一步地生长发育，原始卵泡池中维持一定数量处于静息状态的原始卵泡是女性正常的生育期的保证。早发性卵巢功能不全的本质是卵泡池中的卵泡过早耗竭。而卵泡池中的卵泡数除了取决于胚胎时期卵泡池中原始卵泡产生的数量外，另一个重要因素则取决于出生后卵泡消耗的速度，如果原始卵泡产生的数量不足或卵泡池中原始卵泡被过度、过早地激活，都可能导致早发性卵巢功能不全。

1）在体试验方面

卵原细胞巢崩解和原始卵泡组装，是原始卵泡池形成和早期发育过程中的重要阶段。Zhang 等[45]对性交后 12.5 d 的 CD-1 雌鼠，分别予以不同浓度的双酚 A 0.02、0.04、0.08 mg/（kg·d）口服，持续至孕 19.5 d 仔鼠出生，结果显示予以双酚 A 0.08 mg/kg 的试验组孕鼠，出生后 3 d 仔鼠的卵原细胞巢崩解后独立的卵母细胞所占比例（69.17%），较未予特殊处理的对照组（22.14%）高，而卵巢中原始卵泡所占比例（28.85%），则较对照组（67.4%）低，且差异有统计学意义（$P < 0.01$）。Chao 等[46]以 CD-1 雌鼠为研究对象，结果显示双酚 A 可导致卵母细胞增长过程中印迹基因 *Igf2r* 和 *Peg3* 的甲基化，并增加雌激素受体（estrogen receptor，ER）在 mRNA 和蛋白质水平的表达，并可通过抑制减数分裂中纺锤体的组装从而抑制卵母细胞成熟。同时，该研究还显示，双酚 A 可促进原始卵泡启动募集，从而加速原始卵泡池的耗竭。

双酚 A 对原始卵泡启动募集及发育可通过信号通路对原始卵泡的生长与闭锁平衡发挥着重要作用。Reddy 等[47]以 *PTEN* 基因敲除动物模型为研究对象，结果显示卵母细胞特异性 *PTEN* 基因缺失，可能通过过度激活 PI3K/Akt 信号通路致原始卵泡过早激活，从而促进原始卵泡过度启动募集和生长。笔者前期的研究中[48]对 6 周龄的雌性 CD-1 小鼠，连续灌胃 1 μg/kg、10 μg/kg、0.1 mg/kg、1 mg/kg 和 10 mg/kg 的含 BPA 的玉米油 0.5 mL（溶于 0.1%的 DMSO）和对照组 28 天（4 个动情周期），通过 H&E 染色和组织连续切片计数发现 BPA 不同浓度组的原始卵泡/初级卵泡比和原始卵泡/总卵泡比明显低于对照组，提示双酚 A 暴露促进小鼠卵巢组织原始卵泡过度激活；为评估 BPA 对原始卵泡池的耗竭作用，将 90 只 CD-1 小鼠分为 3 组，连续灌胃 100 μg/kg、10 mg/Kg 的含 BPA 的玉米油 0.5 mL（溶于 0.1%的 DMSO）和对照组。每个组又分为 3 个小组，分别在第 14 天、第 28 天和第 42 天进行促排卵实验，结果显示连续灌胃 14 天和 28 天后，BPA 处理组和对照组健康卵子百分比相似，且差异无统计学意义。然而，BPA 10 mg/kg 组连续口服灌胃 42 天后健康卵子的百分比明显低于相同时间长度的 BPA 100 μg/kg 组和对照组，上述数据显示高浓度（BPA 10 mg/kg）、长时间（42 天）的 BPA 暴露可加速原始卵泡池的过度耗竭。后续试验通过实时定量 PCR、免疫荧光和 Western blot 结果验证了 BPA 激活小鼠卵巢组织中的 PTEN-PI3K-AKT 信号通路，PTEN 过表达可逆转小鼠卵巢组织原始卵泡的过度激活及对 PI3K/AKT 信号通路的过度激活。

双酚 A 可通过促进卵泡发育的 *Kitlg*、*Figla*、*H1foo* 等基因，影响卵泡的发育。李昱辰等[49]对 28 日龄雌性 Wistar 大鼠予以不同浓度的双酚 A（10、40、160 mg/kg）每日腹腔注射，连续注射 7 d，结果显示与腹腔注射等容量橄榄油的对照组相比，各浓度双酚 A 试验组的卵泡总数均减少（P<0.05），中高剂量 40、160 mg/kg 的双酚 A 组原始卵泡及各级生长卵泡数量均减少，而闭锁卵泡数量则明显增加（P<0.01）；同时，各浓度双酚 A 实验组的 *Kitlg*、*Figla*、*H1foo* 基因表达水平下调，抑制卵泡发育的 AMH 表达上调。故推测，双酚

A 可能通过 DNA 甲基化而改变上述基因的表达水平，从而促进原始卵泡的启动募集和卵泡闭锁，加快原始卵泡池的耗竭。Rodríguez 等[50]对出生后 1~7 d 的 Wistar 幼鼠分别予以双酚 A 0.05 mg/（kg·d）及 20.00 mg/（kg·d）口服，于出生后第 8 天进行检测，结果显示与口服玉米油的对照组相比，20.00 mg/（kg·d）的双酚 A 试验组原始卵泡数减少，处于生长发育状态的卵泡数增加，p27 蛋白、ERα 及 ERβ 的表达均明显增加（$P<0.05$），提示双酚 A 可通过增加 p27 基因表达，刺激原始卵泡的启动募集，从而使原始卵泡池减小。

卵泡闭锁是指卵泡发育到一定阶段后，停止发育并自行退化的现象，其本质为细胞的程序性死亡。卵泡过早或过多闭锁，可引起原始卵泡池储备减少。双酚 A 可通过影响凋亡基因的表达而导致卵泡闭锁。谭艳芳等[51]对 4 周龄的 SD 雌性大鼠，分别予以不同浓度双酚 A（0、100、200、400 mg/kg）口服灌胃，通过免疫组织化学分析，结果显示双酚 A 能诱导大鼠卵巢组织 ER、P53 及 Bcl-2/Bax 的表达，并随双酚 A 剂量增加，ER、P53 及 Bcl-2 的表达增加，Bax 表达则减少（$P<0.05$），提示双酚 A 可通过调节 ER、P53 及 Bcl-2/Bax 表达水平，对雌激素反应性细胞的增殖和凋亡产生影响。

2）体外实验方面

在卵原细胞巢崩解方面，多种因子如转录因子、细胞凋亡相关因子及生长因子等参与调控。Zhang 等[52]将体外培养 3 d 的 CD-1 新生雌鼠的卵巢，试验组予以 2 种浓度的双酚 A（10 μmol/L 和 100 μmol/L）处理，通过原位末端转移酶标记法检测，结果显示与对照组（未予特殊干预的 CD-1 新生雌鼠的卵巢）相比，2 种浓度试验组原位末端转移酶标记法阳性的卵母细胞总数及凋亡基因 *Bax* 在 mRNA 水平的表达明显增加（$P<0.05$），与原始卵泡形成密切相关的卵母细胞特定基因，如 *Lhx8*、*Figla*、*Sohlh2*、*Nobox* 在 mRNA 水平

的表达明显减少（*P*<0.05），且 2 种浓度试验组均能阻止卵泡组装所必须的卵母细胞 *Lhx8-30 UTR* 基因去甲基化，提示双酚 A 可通过影响上述基因表达，而减少 CD-1 新生雌鼠卵原细胞巢崩解，同时抑制原始卵泡的体外组装，最终抑制原始卵泡形成。

在信号通路研究方面，Zhao 等[53]将出生 4 d 的 C57BL/6 雌鼠卵巢组织予以 3 个不同浓度的双酚 A（0.1、1、10 μmol/L）处理，对照组卵巢组织予以二甲基亚砜处理，体外培养共 10 d，结果显示与对照组相比，1 μmol/L 和 10 μmol/L 浓度的双酚 A 试验组原始卵泡数量明显减少，而初级卵泡数量明显增加（*P*<0.05），推测双酚 A 暴露可能对原始卵泡有过度激活的作用；通过检测 P13K 和 AKT 在 mRNA 和蛋白水平的表达水平，以及 P13K 抑制剂对 P13K/Akt 信号通路的阻断作用，推测双酚 A 可能通过 P13K/Akt 信号通路发挥作用。

在激素研究方面，周伟等[54]将大鼠卵巢颗粒细胞体外培养，72 小时后给予不同浓度的双酚 A（0、10-7、10-6、10-5、10-4 mol/L）处理，48 小时后采用超敏感的固相放射免疫方法测定孕酮和雌二醇（E2）的浓度，结果显示孕酮分泌水平在 10-7 mol/L 到 10-5 mol/L 双酚 A 试验组逐渐升高（P<0.05），但在 10-4 mol/L 浓度组意外陡降（P<0.01），而雌二醇的分泌水平则随双酚 A 浓度的增加而下降（P<0.01），颗粒细胞内芳香化酶（P450arom）、胆固醇侧链裂解酶（P450Scc）和类固醇合成急性调节蛋白（StAR）的 mRNA 表达水平在试验组中也有显著变化，提示 BPA 能通过作用于 P450arom、P450Scc 等相关酶的表达以及类固醇合成的限速因子 StAR 的表达，从而影响颗粒细胞雌孕激素等类固醇激素的分泌。颗粒细胞可通过其产生的激素及生长因子，与卵泡膜细胞和卵母细胞进行信息传递，对原始卵泡的启动募集起关键作用，并且可调控卵泡的生长、发育及闭锁[55]。Durlinger 等[56]将大鼠的直径为 140～170 μm 的腔前卵泡

置于不同浓度的双酚 A（0、50、100、150 μmol/L）进行体外培养，结果发现当双酚 A 试验组≥100 μmol/L 时，可影响不同时期的卵泡发育、卵母细胞成熟，以及雌、孕激素分泌，故推测双酚 A 可能首先通过影响颗粒细胞中雌激素水平，从而影响各级卵泡的生长发育。AMH 由卵巢颗粒细胞产生，是预测和评价卵巢储备的指标之一，可抑制原始卵泡启动募集，降低周期募集阶段卵泡对卵泡刺激素的敏感性，从而调控卵泡的生长发育[57]。姚燕如等[58]研究发现卵泡液中双酚 A 的浓度与颗粒细胞分泌的 AMH 浓度呈负相关，推测双酚 A 可通过降低卵泡液中 AMH 浓度，从而影响卵泡发育。

在卵泡闭锁方面，Peretz 等[59]分离 32～35 日龄的 *Esr1* 基因过度表达的转基因小鼠的有腔卵泡体外培养，置于 1～100 μg/mL 的双酚 A 浓度中，结果显示双酚 A 通过增加有腔卵泡中细胞周期相关蛋白 Cdk4、Ccnel、TrpS3 及 Ccnd2 表达水平，以及下调凋亡相关蛋白 Bax 及 Bcl-2 表达水平，从而促进卵泡闭锁。

综上所述，双酚 A 可能通过信号通路、基因表达、激素分泌等方式，影响原始卵泡池形成、原始卵泡启动募集、卵泡生长发育及闭锁等各阶段，引起性腺功能异常、早发性卵巢功能不全及其他女性生殖系统疾病，具体影响机制尚需进一步研究，笔者就双酚 A 对原始卵泡池动态变化影响机制的研究进展也进行了全面的综述[60]。

2. 双酚 A 与下丘脑 - 垂体 - 卵巢轴

下丘脑 - 垂体 - 卵巢轴（hypothalamic-pituitary-ovarian axis，HPOA）是雌性的生殖内分泌轴，该性腺轴可通过神经调节和激素反馈调节相互作用，完成对雌性发育、月经周期和性功能的调节和控制[61]。双酚 A 是一种外源性的类雌激素样物质，可通过不同的机制破坏这一反馈，影响雌性生殖内分泌的生理并影响其生殖活动。研究显示，当大鼠暴露于剂量为 500 μg/kg/d 的双酚 A 时，会加速下丘脑的促性腺激素释放激素（gonadotropin releasing hormone，GnRH）脉冲频率，可能对下丘脑-垂体-性腺轴产生不可逆的改变，最终导致不排卵和不孕的发生。笔者前期就双酚 A 通过影响下丘脑-垂体-卵巢轴发挥生殖毒性的研究进展进行了全面的综述[62]。

1）在体试验方面

Fernández M 等[63]对出生后第一天（postnatal days 1，PND 1）至 PND 10 的雌性 Sprague-Dawley 大鼠每日皮下注射以蓖麻油为载体的 500：（25～62.5）mg/kg（高剂量组）、50：（2.5～6.2）mg/kg（低剂量组）和单纯蓖麻油的对照组，大鼠成年后进行检测，结果显示与对照组相比，下丘脑 GnRH 的脉冲式释放频率在高、低剂量 BPA 试验组均显著增加（P<0.05），高剂量 BPA 试验组 LH 的基础分泌量和 GnRH 诱导的释放量明显降低（P<0.05），高、低剂量 BPA 试验组 FSH 的基础分泌量和 GnRH 诱导的释放量与对照组相比差异无统计学意义；此外，采用 HE 染色后发现，高剂量组 BPA500 卵巢的形态发生改变，出现大量的与多囊卵巢综合征（PCOS）动物模型形态非常相似的卵巢囊肿，并且表现出不育，且高、低剂量 BPA 暴露组阴道口开放时间均显著提前（P<0.05）。该研究组进一步研究了更低剂量组 5：（0.25～0.62）mg/kg 的在体试验，结果显示，与对照组相比，下丘脑 GnRH 的脉冲式释放频率亦显著增加（P<0.05）。Fernández M 等[64]进一步研究新生儿期双酚 A 的暴露对成年后 HPOA 生殖轴的影响，该研究仍以雌性 Sprague-Dawley 大鼠为研究对象，试验剂量组设置相同，结果显示，高剂量 BPA 暴露组（500 μg/50 μL）大鼠的卵巢显示出大量囊肿且表现出不孕，提示可能与 PCOS 的发生相关。

在双酚 A 对下丘脑的影响研究方面，薛颖等[65]对 21 日龄的雌性 SD 大鼠予以双酚 A 400 mg/（kg·d）口服灌胃，当大鼠出现第一个发情周期后将其处死取出下丘脑组织，结果显示，与对照组相比，双酚 A 试验组下丘脑 *Kiss-1* 基因的 mRNA 水平明显增加且差异有统计学意义（P<0.05）。杨帆[66]等以新生雌性 SD 大鼠为研究对象，从 PND 0 至 PND 6 开始，经皮下注射不同浓度的低、中、高剂量的 BPA（25、50、250 μg/kg/d），取出大鼠的下丘脑组织，通过 RT-PCR 测定，结果发现中、高剂量 BPA 试验组引起大鼠青春期启动提前，但并非是通过改变 *Kiss-1* 基因表达水平来实现的。上述两个试验的研究结果不同，可能与双酚 A 的染毒方式、剂量、持续时间、大鼠的年龄以及大鼠处死时下丘脑发育阶段等不同有关。吻素 kisspeptins（KP）是由 *KISS-1* 基因编码的一种神经肽类激素，其天然受体均是 G 蛋白偶联受体 54（G-protein coupled receptor 54，GPR54）。Kisspeptins 的神经末梢纤维与下丘脑促性腺激素释放激素（GnRH）神经元连接，而 G 蛋白偶联受体表达于 GnRH 神经元。研究显示 kisspeptins/GPR54 系统与生殖功能密切相关，被认为是 GnRH 神经元不可缺少的上游激活因子，对控制促性腺激素的脉动和激增释放至关重要。Kisspeptins 已被证明参与介导 GnRH 神经元的正性和负性类固醇激素反馈信号，促进青春期发育和控制生育力，在调控 HPOA 中发挥重要作用[67]。

在双酚 A 对垂体的影响研究方面，Eckstrum KS 等[68]以 CD-1 小鼠为研究对象，对 PND 0 的新生小鼠予以不同浓度的双酚 A（0.05，0.5 或 50 mg/（kg·d）每日一次口服灌胃，连续 7 天，分别在 PND 7 和出生后第 5 周检测基因 *Mki67* mRNA 水平，结果显示与对照组相比，各试验组差异无统计学意义（P>0.05）。Xi W 等[69]以雌性 CD-1 小鼠为模型研究围产期和出生后双酚 A 暴露对其生殖内分泌功能的潜在影响，结果显示，与单纯玉米油对照组相比，双酚 A 25 mg/kg/d

试验组小鼠垂体 FSH mRNA 的表达水平显著上升（P<0.05），不同浓度的各试验组[12 mg/（kg·d），25 mg/（kg·d），50 mg/（kg·d）]小鼠血清中 E2 浓度显著升高（P<0.05）。

在双酚 A 对卵巢的影响研究方面，卵巢的主要功能是产生卵子和分泌类固醇激素，是 HPOA 的最终效应器官。研究显示 BPA 能直接作用于卵巢颗粒细胞通过 P450arom、P450scc 等类固醇激素相关酶的表达以及类固醇激素急性调节蛋白（steroid hormone acute regulatory protein，StAR）的表达，影响颗粒细胞类固醇激素的合成[54]。马明月等[70]以 SD 大鼠为研究对象，于孕期 5～20 天予以不同浓度的双酚 A[0，10，50 或 250 mg/（kg·d）]口服灌胃，结果显示，与对照组相比，50 和 250 mg/kg BPA 试验组的 LH、FSH 和 E2 水平明显减少（P<0.05），P450arom mRNA 的基因表达明显减少（P<0.05），各双酚 A 试验组卵巢 17β-羟类固醇脱氢酶（17β-hydroxysteroid dehydrogenase，17β-HSD）mRNA 的基因表达明显减少（P<0.05），结果提示围孕期双酚 A 暴露可能通过影响子代雌性大鼠卵巢中类固醇激素合成酶的基因表达而影响类固醇激素合成。Lee S 等[71]对成年雌性大鼠分别予以不同剂量的双酚 A[0、0.001 和 0.1 mg/（kg·d）]口服灌胃，共 90 天，结果显示双酚 A 试验组血清 E2 的浓度、P450arom 和 StAR 蛋白水平明显下降，而 P450scc 和 3β-羟类固醇脱氢酶（3β-Hydroxysteroid dehydrogenase，3β-HSD）蛋白水平差异无统计学意义，提示成年期 BPA 暴露可通过减少 P450arom 和 StAR 蛋白的表达从而减少血清 E2 水平。周娴颖等[72]以 SD 大鼠为研究对象，于妊娠第 7～20 天给予不同剂量的双酚 A（0.005 mg/kg、0.05 mg/kg、0.5 mg/kg 及 2.5 mg/kg）连续口服灌胃，共 14 天，采集 PND 30 和 PND 60 雌性仔鼠腹主动脉血液标本，结果显示，与对照组相比，双酚 A 试验组 0.05 mg/kg、0.5 mg/kg 和 2.5 mg/kg 中 PND 30 的仔鼠的

卵巢形态呈现出卵巢组织切片囊状扩张、卵泡比例增加，囊状扩张卵泡内的卵母细胞或放射冠消失，颗粒细胞层数减少，排列疏松，与多囊卵巢的病理特征相似；采用 Western bloting 检测，结果显示，与对照组相比，双酚 A 试验组 2.5 mg/kg 中 PND 30 仔鼠的卵巢血管内皮生长因子（vascular endothelial growth factor，VEGF）表达显著升高且差异有统计学意义（$P<0.05$），提示双酚 A 各剂量试验组的青春期前（PND 30）仔鼠卵巢多囊样改变的发生可能与双酚 A 诱导的卵巢 VEGF 高表达有关。

2）体外试验方面

在双酚 A 对下丘脑的影响研究方面，Klenke U 等[73]使用外植体模型研究 BPA 对 GnRH 神经元活性的影响，采用钙成像测定，结果显示，与对照组相比，双酚 A 试验组（0.5 μM 和 50 μM）急性暴露（5～10 min）后 GnRH 的钙活性均显著降低（$P<0.05$），通过阻断雌激素受体相关信号通路后 GnRH 钙活性依然明显降低（$P<0.05$），结果提示双酚 A 可通过电压门控通道直接作用于下丘脑 GnRH 神经元并改变其活性，从而影响 GnRH 的分泌，干扰 HPOA 性腺轴的调节，同时 BPA 介导的对 GnRH 神经元活性的抑制作用可能独立于 ER、GPER1 或 ERRγ 等相关激素受体。

在双酚 A 对垂体的影响研究方面，Eckstrum KS 等[74]将 PND1 的 CD-1 小鼠的垂体放置于 $4.4×10^{-6}$ M 双酚 A 中体外培养，采用微阵列和定量 RT-PCR 检测，结果显示雄性和雌性之间细胞间黏附分子（intercellular cell adhesion molecule 5，ICAM 5）基因表达具有差异性，该研究团队通过在体试验进一步发现双酚 A 暴露后，仅雌性小鼠的 *ICAM5* 基因的表达明显减少（$P<0.05$），研究显示新生儿期双酚 A 的暴露可影响垂体显示性别差异的基因，可通过调节特异性靶基因的转录，而发挥其生殖毒性。

在双酚 A 对卵巢的影响研究方面，Peretz J 等[44]将雌鼠卵巢组织体外培养，予以双酚 A 处理后发现 BPA 试验组（440 μM）抑制卵泡生长，BPA 试验组（44 μM 和 440 μM）抑制孕酮、脱氢表雄酮、雌二醇、睾酮等类固醇激素的生成。Zhou W 等[75]将 Sprague-Dawley 大鼠的卵巢卵泡膜间质细胞（T-I 细胞）和颗粒细胞放置于 10^{-7} ~ 10^{-4} M 双酚 A 体外培养，采用 RT-PCR 方法检测，结果显示对于 T-I 细胞，10^{-7} ~ 10^{-4} M 的 BPA 双酚 A 试验组经 72 小时暴露后，17α-羟化酶（17α-hydroxylase，P450c17）、胆固醇侧链切割酶（cholesterol side chain cleavage enzyme，P450scc）和 StAR 的 mRNA 表达水平明显增加，且睾酮合成明显上升（P<0.01）；对于颗粒细胞，10^{-7} ~ 10^{-5} M 的 BPA 双酚 A 试验组经暴露后，P450scc 的 mRNA 表达水平和孕酮水平明显增加（P<0.05），结果提示 BPA 可能通过改变类固醇激素生成酶从而影响卵巢类固醇激素的合成，干扰 HPOA 生殖轴的功能。

除了对下丘脑-垂体-卵巢轴的影响外，双酚 A 对下丘脑-垂体-睾丸轴也会产生影响。Gámez JM 等[76]以妊娠期 Wistar 雌鼠为研究对象，试验组予以双酚 A 处理过的饮用水，对照组为 1%乙醇的饮用水，直到后代出生并持续哺乳至 21 天，出生后第 35 天杀死幼鼠，结果发现 Wistar 母鼠在妊娠期和哺乳期暴露于低剂量 BPA 试验组 [3 μg/（kg·d）]会破坏其子代下丘脑-垂体-睾丸轴的功能。此外，研究显示双酚 A 对下丘脑-垂体-甲状腺轴以及下丘脑-垂体-肾上腺轴均可产生影响[77,78]。

双酚 A 是世界上年产量最大的化学制品之一，可产生生殖毒性、致癌作用、致畸作用、免疫毒性和神经毒性等，其中以生殖毒性最为显著。BPA 对机体的作用机制复杂，涉及雌激素相关信号通路、表观遗传学、类固醇激素的合成及其相关酶的表达、氧化平衡系统损伤等多种途径；此外，现有的研究大部分为动物模型，且实验动物涉及鼠、猪、鸡、牛、羊、鱼等多种种属，对人类生殖的研究相对较少，且 BPA 暴露方式、暴露剂量、暴露时间等不尽相同，故双酚 A 对人类的健康、生殖内分泌疾病的影响有待于进一步的深入研究。

2.2.2 邻苯二甲酸酯与早发性卵巢功能不全、多囊卵巢综合征

2.2.2.1 邻苯二甲酸酯概述

邻苯二甲酸酯（Phthalates，PAEs）作为聚氯乙烯（PVC）塑料制品的增塑剂或个人护理产品等的添加剂，广泛应用于工业和日常用品的制造材料中，如食品包装袋、医学器械、容器、儿童玩具、人造革制品和化妆品等，可通过消化道、呼吸道及皮肤接触等途径进入人体。此类物质广泛大量的使用，其对人类健康产生的危害也逐渐受到重视。2000 年 9 月，美国疾病控制中心报告了邻苯二甲酸盐污染物的广泛存在，并且在育龄期妇女体内含量最高[81]。

工作和生活环境对人体的影响不容忽视。Pan G 等[82]对 74 名暴露在邻苯二甲酸二正丁酯（Di-n-butyl phthalate，DBP）和邻苯二甲酸二（2-乙基己）酯（di-2-ethylhexyl phthalate，DEHP）工作环境的男性工人和对照组 63 名建筑公司的工人进行血液激素和尿液邻苯二甲酸单丁酯（mono-n-butyl phthalate，MBP）和邻苯二甲酸单-2-乙基己基酯（mono-2-ethylhexyl phthalate，MEHP）的测定，结果显示暴露在 DBP 和 DEHP 工作环境中工人的尿液 MBP 和 MEHP 明显升高，同时血游离睾酮明显下降（P<0.05）。

2.2.2.2 邻苯二甲酸酯与早发性卵巢功能不全

目前，尚无邻苯二甲酸酯与早发性卵巢功能不全 POI 的流行病学报道。

2.2.2.3 邻苯二甲酸酯与多囊卵巢综合征

目前，邻苯二甲酸酯与多囊卵巢综合征 PCOS 的流行病学报道国内外报道较少。李婷婷等[36]对 60 例 PCOS 患者[PCOS-胰岛素抵抗（PCOS-IR）组 23 例和 PCOS-非胰岛素抵抗（PCOS-NIR）组 37 例]及 29 例输卵管性不育、男性不育、月经紊乱原因就诊非 PCOS 非胰岛素抵抗对照组患者血清六种邻苯二甲酸酯类（PAEs），双酚 A（BPA）及辛基酚（OP）的含量进行测定，结果显示与对照组相比，PCOS 组六种 PAEs 和 BPA 含量以及 PCOS-IR 与 PCOS-NIR 之间差异均无统计学意义（P<0.05），提示 PEAs 和 BPA 可能对 PCOS 的发病及胰岛素抵抗无明显影响。有研究对环境内分泌干扰物如邻苯二甲酸酯类与 PCOS 的发病机制进行了初步探索。Luo Y 等[83]对 357 例中国女性（119 例 PCOS 患者和 238 例对照组）进行尿苷二磷酸-葡萄糖醛酸转移酶（UDP-glucuronosyltransferases，UG T）UGT1A1，UGT2B7 和 UGT2B15 多态性的测定，结果显示 UGT2B7 单核苷酸多态性与 PCOS 的发病风险增加相关，UGT2B7 同型多态性的患者血清中双酚 A 和邻苯二甲酸酯类的含量偏高，UGT2B7 和 UGT2B15 同型多态性与 PCOS 患者雄激素分泌的能力相关，提示葡萄糖醛酸转移酶基因的多态性与 PCOS 患者血清中环境内分泌干扰物的含量相关，环境内分泌干扰物代谢的遗传学差异可能是 PCOS 的发病原因之一。

除早发性卵巢功能不全和多囊卵巢综合征外，有学者对邻苯二甲酸酯和辅助生殖（Assisted Reproductive Technology，ART）进行了临床流行病学的研究。Martinez RM 等[84]于 2014-01 至 2016-08 期间对 13 名因不孕接受体外受精（In vitro fertilization，IVF）治疗的女性进行尿液中酚类和 8 种邻苯二甲酸酯类的生物标记物及卵泡液中外泌体-miRNAs（Extracellular Vesicles-miRNAs，EV-miRNAs）表达的测定，结果显示尿液中邻苯二甲酸酯类的代谢物浓度与卵泡液中 EV-miRNAs 的表达相关，提示邻苯二甲酸酯类的暴露可能是女性的不孕的危险因素。Wu H 等[85]对 50 对因不孕接受 IVF 的夫妻进行前瞻性的队列研究，利用液相色谱质谱对尿液邻苯二甲酸酯类的测定，结果显示男性孕前尿液中邻苯二甲酸酯类的浓度与囊胚的质量呈负相关。Mínguez-Alarcón L 等[86]对进行前瞻性队列研究，对 420 例接受 IVF 的女性进行尿液双酚 A、苯甲酸酯类和邻苯二甲酸酯类代谢物的测定，结果显示与最低的四分位数相比，DEHP 接触最高的四分位数中的妇女的植入概率（-22% p，trend = 0.08）、临床妊娠概率（-24% p，trend = 0.14）和活产概率（-38% p，trend = 0.06）均较低，提示 DEHP 等多种环境内分泌干扰物的暴露与不良妊娠结局关系相关。

2.2.2.4 邻苯二甲酸酯对卵巢生殖毒性的基础实验研究

目前，邻苯二甲酸酯对卵巢生殖毒性的基础实验研究主要在以下几个方面：

1. PAEs 对卵泡发育和甾体激素的影响

1）在体实验方面

谭琴等[87]将 5 周龄雌性 SD 大鼠随机分为对照组（玉米油）、

DEHP 低剂量组（100 mg/kg）、DEHP 中剂量组（500 mg/kg）和 DEHP 高剂量组（1500 mg/kg），每天灌胃 1 次，每周 5 次，连续染毒 6 周。结果显示高剂量组卵巢质量和脏器系数较对照组明显增加（P<0.01），普通光学显微镜下 DEHP 处理后卵巢组织卵泡结构受损，电镜观察发现 DEHP 处理后颗粒细胞线粒体肿胀、核染色质完全凝聚、出现凋亡小体、细胞变性坏死，提示 DEHP 对大鼠卵巢毒性明显，影响卵泡的病理和超微结构，引起颗粒细胞凋亡。Davis BJ 等[88] 对具有正常排卵周期的成熟雌性 SD 大鼠以 DEHP 2g/（kg·d）的浓度连续口服灌胃 12 天，结果发现实验组大鼠出现雌二醇合成减少，自然排卵周期改变，动情周期延长，个别大鼠甚至还出现不排卵的现象，研究者推测卵巢颗粒细胞可能是 DEHP 对雌性生殖毒性的作用位点。Lovekamp 等[89]将 DEHP（浓度 2g/Kg）以灌胃给药的方式处理雌性大鼠，与对照组相比，实验组大鼠血清雌激素水平下降，动情周期延长，甚至伴有排卵障碍的现象。体外研究发现，DEHP 的中间代谢产物 MEHP 通过降低卵巢颗粒细胞芳香酶 mRNA 的表达，通过受体介导的信号通路抑制雌二醇的合成，从而影响雌性动物生殖功能，也验证了上述 Davis 的结论。Xu C 等[90]将雌性 SD 大鼠暴露于苯并[A]芘（Benzo[a]pyrene, B[a]P）（5 和 10mg/kg）、DEHP（300 和 600mg/kg）及 B[a]P+DEHP 联合组（B[a]P 5mg/kg 和 DEHP 300 mg/kg 或 B[a]P 10mg/kg 和 DEHP 600 mg/kg），灌胃隔日 1 次，持续 60 天，结果提示，B[a]P 和 DEHP 联合暴露会对雌鼠卵巢产生毒性作用，抑制性激素分泌，卵巢内环境稳态降低，卵巢细胞凋亡，表现为动情周期延长，卵泡数量下降，这些变化涉及 PPAR 介导的信号通路。除了啮齿类动物外，Guo Y 等[91]将稀有鮈鲫（Chinese rare minnow）暴露于 DEHP 的环境中（0，4.2，13.3，和 40.8 μg/L）6 个月，结果显示长时间低浓度的 DEHP 暴露（13.3 μg/L）影响了该

鱼类的内分泌功能，损害其生殖能力。

2）体外实验方面

马明月等[92]体外培养健康未成年 ICR 小鼠的卵巢颗粒细胞，分别加入 DEHP（10 nM、50 nM、250 nM）、MEHP（10 nM、50 nM、250nM）、溶剂对照（DMSO）及阴性对照，作用细胞 24 h，结果显示对芳香化酶基因表达有抑制作用的 DEHP 及 MEHP 均能使颗粒细胞分泌雌二醇增加，同时抑制颗粒细胞分泌孕酮。Laskey JW 等[93]先对大鼠进行 DEHP 染毒后将其卵巢组织体外培养，结果发现甾体激素的分泌出现异常。Inada H 等[94]从出生 14 d 的雌性大鼠卵巢中分离出次级卵泡，在 MEHP（浓度分别为 0，10，30 和 100 μg/ml）中培养 48 h，在 0、24 和 48 h 三个不同的时间点测卵泡直径，培养结束后对卵泡的活力、凋亡及激素水平进行检测。结果显示，在 100 μg/mL 剂量组卵泡发育受到抑制同时伴有卵泡活力的下降和卵巢颗粒细胞的凋亡，孕激素水平明显增加而雄烯二酮、睾酮和雌激素水平下降，提示 MEHP 可通过抑制卵泡发育和甾体激素的异常合成从而对卵巢产生生殖毒性作用。Ambruosi B 等[95]从母马卵巢中分离出卵丘卵母细胞复合体（Cumulus Oocyte Complexes，COC），予以不同浓度梯度 DEHP（0.12、12 和 1200 μM）共培养，在卵丘复合体培养成熟后，分离卵丘细胞观察凋亡和细胞内活性氧（ROS）水平，发现低剂量（0.12 μM）的 DEHP 可显著抑制卵细胞的成熟（P<0.05），而高剂量（12 和 1200 μM）的 DEHP 会诱发卵丘细胞的凋亡和细胞内活性氧升高（P<0.000 1），但不影响卵母细胞的成熟。Gupta RK 等[96]将成年大鼠窦卵泡暴露于 DEHP（1～100 mg/mL）或者 MEHP（0.1～10mg/mL）培养基中 96 小时，结果显示与对照组相比，高浓度的 DEHP 和 MEHP 抑制卵泡的生长同时减少雌激素的生成，同时高浓度组 cylin-D-2（Ccnd2），cyclin-dependent-kinase-4

（Cdk4）和 Arom 的 mRNA 表达水平下降，当在培养基中加入雌二醇可以减少这种抑制作用，提示 DEHP 和 MEHP 可以通过部分减少雌二醇的生成和减少细胞周期调节因子的表达直接抑制窦卵泡生长。

除对卵巢的生殖毒性外，邻苯二甲酸酯类也可影响子宫。Wang X 等[97]将动情周期 8～12 天的牛子宫内膜、卵巢颗粒细胞和黄体细胞体外培养，予以不同浓度的 DEHP 或者 MEHP（0.1，1 和 10 ng/mL）处理，结果显示 DEHP 和 MEHP 明显刺激子宫内膜细胞 PGF2α 的分泌，抑制 PGE2 的分泌（P<0.05），提示 DEHP 和它的代谢物可通过影响子宫前列腺素的分泌影响动情周期。

2. PAEs 对胚胎和子代的影响

王静静等[98]将 40 只 3 周龄清洁级昆明雌性小鼠随机分为 4 组，分别为对照（玉米油）组和低、中、高剂量 DEHP 染毒组（300 mg/kg、600 mg/kg、1200 mg/kg），采用灌胃方式每周 5 天，连续染毒 6 周。各组雌鼠促排卵后与雄鼠合笼取受精卵，结果显示：与对照组比，低、中、高剂量 DEHP 染毒组卵裂率、囊胚形成率明显降低（P<0.05）；与对照组和低剂量 DEHP 染毒组相比，中、高剂量 DEHP 染毒组卵母细胞 Ca2+、活性氧（Reactive Oxygen Species，ROS）水平显著升高（P<0.05），提示 DEHP 可升高小鼠卵母细胞内 Ca2+、ROS 水平，降低卵母细胞质量，影响早期胚胎发育。刘玉萍等[99]妊娠母鼠在 12.5 dpc（days post coitum，交配后的天数）到 16.5 dpc 期间暴露 40 μg/kg DEHP，结果显示第一次减数分裂前期的胎鼠雌性生殖细胞的 H3K27me3 表达受到了显著影响，导致 H3K27me3 强阳性细胞比例显著减少，说明 DEHP 可通过孕鼠影响胎鼠卵母细胞早期发育过程中的组蛋白甲基化修饰。

孙静等[100]给妊娠 14～19 天的孕鼠分别以 20 mg/（kg·d）、

100 mg/（kg·d）和 500 mg/（kg·d）口服灌胃染毒，研究邻苯二甲酸二丁酯（DBP）宫内暴露对亲代孕鼠及 F1 代子鼠生殖毒性的影响，研究显示至出生后第 26 天，雌性子鼠的 E2 水平随染毒剂量的增加下降明显（P<0.05），中、高剂量组的雌性子鼠 FSH 水平低于对照组（P<0.05），高剂量组的 T 水平明显升高（P<0.05），结果显示母鼠妊娠后期 DBP 暴露对子代有明显的毒性效应，较低剂量的 DBP 也可改变子代血清中性激素水平。

3. PAEs 可通过影响下丘脑-垂体-卵巢轴发挥生殖毒性

1）在体实验方面

刘特等[101]将 48 只成年雌性 Wistar 大鼠随机分为 4 个组，即阴性对照组（玉米油），低剂量组[300 mg/（kg·d）]，中剂量组[1 000 mg/（kg·d）]和高剂量[3 000 mg/（kg·d）]，每日口服灌胃一次，连续染毒 4 周。检测下丘脑促性腺激素释放激素（GnRH）水平和血清性激素水平的变化，结果显示与对照组相比，DEHP 试验组大鼠下丘脑组织中 GnRH、Kiss-1、GPR54 蛋白表达水平明显高于对照组（P<0.05）。与对照组相比，低剂量组大鼠垂体 GnRHR 蛋白表达水平显著升高（P<0.05）；与低剂量组相比，中剂量组大鼠垂体 GnRHR 蛋白表达水平显著下降（P<0.05）；与对照组相比，高剂量组大鼠垂体 GnRHR 蛋白表达水平显著降低(P<0.05)；各染毒组大鼠卵泡刺激素（FSH）、LH、睾酮（T）激素水平降低，而孕酮（P）激素水平增高。结果显示 DEHP 可通过干扰下丘脑-垂体-卵巢轴的内分泌调节作用，影响性激素的合成和分泌，损伤雌性动物的性腺和生殖内分泌功能从而产生雌性生殖毒性。易青等[102]将 32 只健康 SD 妊娠大鼠分为对照（玉米油）组和 2、10、50 mg/kg DEHP 染毒组，在母鼠妊娠第 14～19 日进行灌胃染毒，每日 1 次，子代大鼠于 10 周龄时，采用实时荧光

定量 PCR 法检测下丘脑 SCN 核区 Clock，A rntl，Dbp，PeriodJ 和 Period2 5 个昼夜节律相关基因的表达水平。结果显示与对照组相比，10、50 mg/kg DEHP 染毒组成年雄性子代大鼠下丘脑 SCN 核团 Dbp 基因的表达水平明显下调（P<0.05）；50mg/kg DEHP 染毒组成年雌性子代大鼠下丘脑 SCN 核团的 Clock，Per1 基因的表达水平均明显升高（P<0.01），表明出生前 DEHP 暴露可能通过改变大鼠下丘脑 SCN 核区昼夜节律相关基因的表达影响成年后大鼠的昼夜节律调控的功能。

2）体外实验方面

黄玉敬等[103]分离出 24 小时内新生大鼠下丘脑神经元进行原代培养，给予不同浓度梯度的 MEHP 的培养液暴露 24 小时，采用 MTT 法测定下丘脑神经元的活性，试剂盒测定超氧化物歧化酶（SOD）的活力和丙二醛（MDA）的含量，结果显示与对照组相比，1.0 mmol/L MEHP 浓度组新生大鼠下丘脑神经元的存活率明显降低（P<0.05），下丘脑神经元上清液中的 MDA 含量明显升高（P<0.05），而各 MEHP 实验组新生大鼠下丘脑神经元上清液中的 SOD 活力均无明显改变，提示 MEHP 可抑制原代培养新生大鼠下丘脑神经元活性，并具有氧化损伤作用，发挥其神经毒性。道龙等[104]对出生 24 h 内的新生雌性 SD 大鼠下丘脑神经元进行原代培养，分别给予不同浓度梯度的 MEHP 的培养基暴露 24 h，采用 qRT-PCR 法检测 GnRH、GnRHr、Kiss1 及 Kiss1r 基因的表达水平，结果显示与对照组相比，各浓度 MEHP 试验组原代培养新生雌性大鼠下丘脑神经元 Kiss1 基因的表达水平均明显降低（P<0.05），而 GnRH、GnRHr 和 Kiss1r 基因的表达水平均无明显改变，提示 MEHP 可能通过下调新生雌性大鼠下丘脑神经元 Kiss1 基因表达水平来干扰其神经内分泌调控功能。Svechnikova I 等[105]对 20 天雌性大鼠予以 DEHP 500 mg 每日口服灌胃，连续 10 天，将其卵巢颗粒细胞原代培养，结果显示 DEHP 暴露

的实验组在 LH 和 FSH 刺激后颗粒细胞孕激素的生成减少，分离出 DEHP 暴露组大鼠的垂体细胞进行原代培养，在体外 GnRH 的作用下其 LH 的合成和分泌明显增加，提示 DEHP 对垂体-性腺轴的双重作用，既可刺激垂体的促性腺激素分泌，同时可抑制卵巢颗粒细胞甾体激素的生成。

2.2.3 多溴联苯醚与早发性卵巢功能不全、多囊卵巢综合征

2.2.3.1 多溴联苯醚概述

多溴联苯醚（PBDEs）属于持久性有机污染物（Persistent organic pollutants，POPs），作为阻燃剂广泛用于工业产品如塑料制品和家庭消费品如电脑、录像机中。此种物质稳定，半衰期很长，具有亲脂性和生物蓄积能力，在环境和食物中污染非常普遍。研究表明 PBDEs 暴露使得女性生育能力显著降低，可引起不孕和严重的生殖问题，包括卵巢毒性反应、不排卵、卵巢早衰（premature ovarian failure，POF）、多囊卵巢综合征（PCOS）等。此外，该物质可影响甲状腺激素代谢。

多溴联苯醚可通过环境暴露对机体产生影响。Gravel S 等[107]从六个电子废物回收工厂和一个商业回收工厂收集 23 例女性和 77 例男性的血液和尿液标本，血液测定 12 种多溴联苯醚类同系物，结果发现与单纯商业回收废物的工人相比，电子废物回收工人多溴联苯醚类 BDE209 的含量偏高，女性工人 BDE153 与游离甲状腺素 T3 呈负相关，提示电子废物的暴露可能影响体内激素的稳态，从而引起不良的健康结局。PBDEs 的暴露与不良妊娠结局相关。Chao HR 等[108]

选取 2000 年 12 月至 2001 年 11 月 20 例健康女性，运用气相色谱-高分辨率质谱仪检测乳汁中 12 种 PBDEs（BDE-17、-28、-47、-66、-85、-99、-100、-138、-153、-154、-183、-209）的同系物，结果显示在母亲年龄、孕前 BMI 和产次校正后，乳汁中 PBDEs 的增加与产后结局指标负相关，特别是出生体重、身长和胸围等。Gao Y 等[109]对 2010 年 9 月至 2012 年 2 月间生产的 207 例孕妇进行队列研究，检测母体血清 8 种 PBDEs 的同系物（BDE-28、-47、-85、-99、-100、-153、-154 和-183），结果显示血清 FSH 的水平与 PBDE 的暴露负相关，其中同系物 BDE-85、-153 和-183 与先兆流产的风险相关，BDE-153 与早产相关，提示母体 PBDE 的暴露与女性生殖功能呈负相关。

多溴联苯醚可在亲子代之间转移。温泉等[110]运用液液萃取耦合气相色谱/质谱联用（GC/MS/MS）的方法分析斑马鱼卵中 10 种多溴联苯醚（PBDEs），12 种甲氧基化多溴联苯醚（MeO-PBDEs）和 9 种羟基化多溴联苯醚（HO-PBDEs）不同极性的组分，结果发现多溴联苯醚类物质如 BDE-47、6-HO-BDE-47、6-MeO-BDE-47、2'-HO BDE-28 和 2'-MeC-BDE 28 可通过母代斑马鱼暴露后，不同程度地转移到子代中。

2.2.3.2 多溴联苯醚与早发性卵巢功能不全

目前，多溴联苯醚与早发性卵巢功能不全（POI）的流行病学报道极少。Pan W 等[111]进行病例对照研究，测定 157 例早发性卵巢功能不全的患者和 217 例健康女性血清中多溴联苯醚（PBDEs），多氯联苯（polychlorinated biphenyls，PCBs）和有机氯杀虫剂（organochlorine pesticides，OCPs）的含量，结果显示血清高浓度的二噁英-多氯联苯（dioxin-like PCBs，DL-PCBs）与 POI 的发生相关，且差异有统计学意义（P<0.05），而血清 PBDEs 在两组中未发现明显差异。

2.2.3.3 多溴联苯醚与多囊卵巢综合征

目前，尚无多溴联苯醚与多囊卵巢综合征（PCOS）的临床流行病学报道。

除早发性卵巢功能不全和多囊卵巢综合征外，有学者对多溴联苯醚和辅助生殖（Assisted Reproductive Technology，ART）进行了临床流行病学的研究。Huang Y 等[112]对接受 IVF 的 127 例女性的卵泡液进行 PBDEs 和多氯联苯（polychlorinated biphenyls，PCBs）的检测，结果显示卵泡液中 PBDEs 的同系物 BDE-100 的浓度最高，且与 ∑7BDEs（同系物 BDE-28、-47、-99、-100、-153、-154 和-183 的总和）的总浓度高度相关（p < 0.01），提示 BDE-100 可作为卵泡液中 PBDES 同系物的代表性的标志物。Johnson PI 等[113]对接受体外受精（In-Vitro Fertilization，IVF）的 65 名女性的血清和卵泡液中的 8 种 PBDE 的同系物进行检测，结果显示与检测率为阴性的女性相比，卵泡液中 BDE 153 检测率为阳性的女性植入的失败率更高（adjusted OR=10.0； 95%CI：1.9 -52；P=0.006），提示 BDE 153 可能对 IVF 的妊娠结局如胚胎植入率产生影响。Petro EM 等[114]运用气相色谱质谱联合分析法检测接受辅助生殖技术女性的 40 例卵泡液和 20 例血清样本中多溴联苯醚（polybrominated diphenyl ethers）、多氯联苯（polychlorinated biphenyls）和有机氯农药（organochlorine pesticides）的含量，结果显示氯化联苯 153（72±44 和 201±106 pg/mL）和 p，p'-DDE（392 ± 348 和 622 ± 406 pg/mL）分别在卵泡液和血清中的含量最高，卵泡液中上述污染物的总含量与受精率（P < 0.000 01）和高质量的胚胎比例（P < 0.05）密切相关。

2.2.3.4 多溴联苯醚对卵巢生殖毒性的基础实验研究

目前，PBDEs 对卵巢生殖毒性的基础研究主要在以下几个方面：

1. PBDEs 可引起原始卵泡池的动态变化

Lilienthal H 等[115]对孕鼠从怀孕 10 至 18 天每日口服 PBDE-99 [1 mg/（kg·d）和 10 mg/（kg·d）]，结果显示与对照组相比，PBDE-99 高剂量组的雌鼠后代青春期延迟，PBDE-99 低剂量组雌鼠原始卵泡/初级卵泡比例下降，然而高剂量组的次级卵泡明显下降。

2. PBDEs 对卵泡发育和甾体激素的影响

Yu L 等[116]将斑马鱼的胚胎（F0）暴露于不同浓度的 PBDEs 的混合物（DE-71）中，浓度分别为（3 μg/L、10 μg/L 和 30 μg/L）直至性成熟，结果显示实验组的雌性斑马鱼雌激素生成明显减少，芳香化酶 P450 的 mRNA 表达下降，组织学分析显示雌性卵泡成熟受到抑制，后代 F1 的斑马鱼卵数量下降，结论显示长时间暴露于低剂量 PBDEs 会对斑马鱼的生殖系统产生损害。Kraugerud M 等[117]雌性斑马鱼暴露于 PBDEs、PCB 和二氯二苯三氯乙烷（Dichloro-diphenyltrichloroethane，DDT）的湖内，结果显示与对照组相比，子代 F1 晚期卵黄合成期（late vitellogenic follicle stages）卵泡数明显下降，同时卵巢颗粒细胞凋亡明显增加，提示长期暴露于含 PBDEs 的环境中鱼类卵泡发育受到抑制。除鱼类的研究外，啮齿类动物研究也有同样的趋势。Talsness CE 等[118]对怀孕的 Wistar 大鼠从怀孕第 6 天开始，予以口服花生油或 PBDE-47（140 或 700 mg/kg），直至新生鼠出生后 21 天，新生雌性小鼠于出生后 38 天处死，结果显示 PBDE-47（140 mg/kg）组卵巢重量明显下降，PBDE-47（700 mg/kg）组后代三级卵泡数和血清雌激素含量明显下降（P<0.05）。体外实验中，

Lefevre PL 等[119]通过人卵巢颗粒细胞（KGN cell line）体外培养，予以不同浓度的 PBDEs（1,5 和 20 μM）染毒，结果发现其可通过诱发氧化应激和影响甾体激素生成从而影响人卵巢颗粒细胞的功能。Sun MH 等[120]发现 PBDE47 可通过影响线粒体功能、活性氧（reactive oxygen species，ROS）水平和相关凋亡影响小鼠卵母细胞的成熟。

3. PBDEs 可通过影响下丘脑-垂体-卵巢轴发挥生殖毒性

Han XB 等[121]将斑马鱼卵暴露于 5 ng/L,1 μg/L 和 50 μg/LPBDEs 的同系物 DE-71 的水体中直至成熟，约 120 天，结果显示 DE-7150 μg/L 组雌性斑马鱼卵巢中 3β-羟基类固醇脱氢酶（3β-Hydroxysteroid dehydrogenase，3β-HSD）的表达明显升高，同时脑组织中 GnRH 和垂体中 FSHβ 和 LHβ 的表达明显上调，而脑组织中 ERβ、促甲状腺激素释放激素（thyrotropin- releasing hormone，TRH）和垂体中 GnRH 受体明显下调，提示 PBDEs 同系物 DE-71 的长期暴露可影响下丘脑-垂体-卵巢轴三个层面相关基因和受体的表达。

2.2.3.5 多溴联苯醚对甲状腺的毒性作用

PBDEs 可引起实验动物循环甲状腺激素水平降低，甲状腺细胞形态结构改变等产生甲状腺激素干扰毒性，其作用机制可能涉及 PBDEs 对甲状腺激素转运蛋白、甲状腺激素代谢及甲状腺激素受体的影响[122]。Li P 等[123]对雌性 SD 大鼠从孕前至新生鼠断奶的期间持续予以口服低剂量不同浓度[0.1、1.0、10 mg/（kg·d）]的多溴联苯醚 PBDE-47，模拟人体低剂量的暴露，结果显示妊娠期 PBDE-47 的暴露增加了母鼠三碘甲腺原氨酸和甲状腺素的水平，同时伴有甲状腺滤泡结构的破坏和增加了甲状腺组织的凋亡，对甲状腺产生毒性作用。除对啮齿类动物的研究外，PBDEs 对 PBDEs 对鱼的甲状腺和生殖系统，甲状腺和生殖系统也可以交叉影响[124]。对甲状腺的毒性方面，主要作用于下丘脑-垂体-甲状腺轴（Hypothalamic-Pituitary-Thyroid axis，HPT）甲状腺激素的转运和代谢，甲状腺受体和甲状腺滤泡的组织形态学；在生殖毒性方面，主要作用于甾体激素的产生，甾体激素相关基因的表达和性腺发育等。

本章节介绍两种重要的女性生殖相关卵巢内分泌疾病：早发性卵巢功能不全和多囊卵巢综合征，深入探讨了双酚 A、邻苯二甲酸酯、多溴联苯醚与早发性卵巢功能不全、多囊卵巢综合征的相关流行病学和基础研究。其他卵巢内分泌疾病因为相关的流行病学研究极少，故在本书中未特别介绍。

本章参考文献

[1] 陈子江，田秦杰，乔杰，等. 早发性卵巢功能不全的临床诊疗中国专家共识[J]. 中华妇产科杂志，2017，052（009）：577-581.

[2] 谢幸，孔北华，段涛. 妇产科学[M]. 9 版. 北京：人民卫生出版社，2018.

[3] 曹泽毅. 中华妇产科学[M]. 3 版. 北京：人民卫生出版社，2014.

[4] 程姣姣，阮祥燕，冯欣，等. 生育力保护保存与早发性卵巢功能不全的防治[J]. 临床药物治疗杂志，2018，16（3）：1-5.

[5] TSILIGIANNIS S, PANAY N, STEVENSON J C. Premature ovarian insufficiency and long-term health consequences[J]. Current Vascular Pharmacology, 2019, 17(6): 604-609. doi: 10.2174/15701611176661 90122101611

[6] SULLIVAN S D, SARREL P M, NELSON L M. Hormone replacement therapy in young women with primary ovarian insufficiency and early menopause[J]. Fertility and Sterility, 2016, 106(7): 1588- 1599. doi: 10.1016/j.fertnstert.2016.09.046

[7] VUJOVIC S. Aetiology of premature ovarian failure. Menopause International, 2009 Jun, 15(2): 72-75. doi: 10.1258/mi.2009. 009020.PMID: 19465673.

[8] 池佼妮，庞永辉，刘娜，等. 遗传学因素与早发性卵巢功能不全 的研究进展[J]. 实用妇产科杂志，2018，34（1）：26-29

[9] 胡颖，许良智，孔令伶俐. 家族性卵巢早衰 1 例[J]. 实用妇产科杂志，25（11）：694-695.

[10] 刘梦娜，许天敏，张琨. 骨形成蛋白15/生长分化因子9与原发性卵巢功能不全的相关性研究进展[J]. 中国妇产科临床杂志，2019（4）：374-376.

[11] TZATZARAKIS M N, KARZI V, VAKONAKI E, et al. Bisphenol A in soft drinks and canned foods and data evaluation[J]. Food Additives & Contaminants Part B-Surveillance, 2017, 10(2): 85-90. doi: 10.1080/ 19393210. 2016. 1266522

[12] Li C, Lu Q, Ye J, et al. Metabolic and proteomic mechanism of bisphenol A degradation by Bacillus thuringiensis[J]. Science of the Total Environment, 2018, 640-641: 714-725. doi: 10.1016/j. scitotenv. 2018. 05.352

[13] NGUYEN H H, MILAT F, VINCENT A. Premature ovarian insufficiency in general practice: Meeting the needs of women[J]. Australian Family Physician, 2017, 46 (6): 360-366.

[14] European Society for Human Reproduction and Embryology

(ESHRE) Guideline Group on POI, Webber L, Davies M, et al. ESHRE Guideline: management of women with premature ovarian insufficiency[S]. Human Reproduction, 2016 May, 31(5): 926-937. doi: 10.1093/ humrep/dew 027. Epub 2016 Mar 22. PMID: 27008889.

[15] KALANTARIDOU S N, DAVIS S R, NELSON L M. Premature ovarian failure[J]. Endocrinology and Metabolism Clinics of North America, 1998 Dec, 27(4): 989-1006. doi: 10.1016/s0889-8529(05) 70051-7. PMID: 9922918.

[16] VAN KASTEREN Y M, SCHOEMAKER J. Premature ovarian failure: a systematic review on therapeutic interventions to restore ovarian function and achieve pregnancy[J]. Human Reproduction Update, 1999 Sep-Oct, 5(5): 483-492. doi: 10.1093/humupd/5.5. 483. PMID: 10582785.

[17] VON WOLFF M, GERMEYER A, LIEBENTHRON J, et al. Practical recommendations for fertility preservation in women by the FertiPROTEKT network. Part II: fertility preservation techniques[J]. Archives of Gynecology and Obstetrics, 2018, 297(1): 257-267. doi: 10.1007/s00404-017-4595-2

[18] 多囊卵巢综合征相关不孕治疗及生育保护共识专家组，中华预防医学会，中华预防医学会生育力保护分会生殖内分泌生育保护学组. 多囊卵巢综合征相关不孕治疗及生育保护共识[J]. 生殖医学杂志，2020.29（7）：843-851.

[19] DE LEO V, MUSACCHIO M C, CAPPELLI V, et al. Genetic, hormonal and metabolic aspects of PCOS: an update[J]. Reproductive Biology and Endoctrinology, 2016, 14(1): 38. Published 2016 Jul

16. doi: 10.1186/s12958-016-0173-x

[20] TEEDE H J, MISSO M L, COSTELLO M F, et al. Recommendations from the international evidence-based guideline for the assessment and management of polycystic ovary syndrome[J]. Human Reproduction. 2018 Sep 1, 33(9): 1602-1618. doi: 10.1093/humrep/dey 256. Erratum in: Human Reproduction. 2019 Feb 1, 34(2): 388. PMID: 30052961; PMCID: PMC6112576.

[21] American College of Obstetricians and Gynecologists' Committee on Practice Bulletins—Gynecology. ACOG Practice Bulletin No. 194: Polycystic Ovary Syndrome[J]. Obstetrics and Gynecology, 2018 Jun, 131(6): e157-e171. doi: 10.1097/AOG.0000000000002656. Erratum in: Obstetrics and Gynecology. 2020 Sep; 136(3): 638. PMID: 29794677.

[22] 陈欣，罗红. 最新指南之多囊卵巢综合征的超声检查要求及界值变化[J]. 中国计划生育和妇产科，2020，12（2）：19-21.

[23] 谯小勇，靳松，杨业洲. 多囊卵巢综合征长期并发症早防早治新策略[J]. 中国计划生育和妇产科，2020，12（2）：13-18.

[24] MARTIN K A, CHANG R J, EHRMANN D A, et al. Evaluation and treatment of hirsutism in premenopausal women: an endocrine society clinical practice guideline[J]. The Journal of Clinical Endocrinology and Metabolism, 2008, 93(4): 1105-1120. doi: 10.1210/jc.2007-2437.

[25] American Diabetes Association. 1. Improving Care and Promoting Health in Populations: *Standards of Medical Care in Diabetes-2020*. Diabetes Care, 2020 Jan, 43(Suppl 1): S7-S13. doi:10.2337/dc20-S001. PMID: 31862744.

[26] LEGRO R S, ARSLANIAN S A, EHRMANN D A, et al. Diagnosis and treatment of polycystic ovary syndrome: an Endocrine Society clinical practice guideline[J]. The Journal of Clinical Endocrinology and Metabolism, 2013, 98(12): 4565-4592. doi: 10.1210/jc.2013-2350

[27] VANDENBERG L N, CHAHOUD I, HEINDEL J J, et al. Urinary, circulating, and tissue biomonitoring studies indicate widespread exposure to bisphenol A[J]. Environmental Health Perspectives, 2010 Aug, 118(8): 1055-1070. doi: 10.1289/ehp.0901716. Epub 2010 Mar 23. PMID: 20338858; PMCID: PMC2920080.

[28] TAKEMURA H, MA J, SAYAMA K, et al. In vitro and in vivo estrogenic activity of chlorinated derivatives of bisphenol A[J]. Toxicology, 2005 Feb 14, 207(2): 215-221. doi: 10.1016/j.tox. 2004. 09.015. PMID: 15596252.

[29] ROCHESTER J R. Bisphenol A and human health: a review of the literature[J]. Reproductive Toxicology, 2013 Dec, 42: 132-155. doi: 10.1016/ j.reprotox.2013.08.008. Epub 2013 Aug 30. PMID: 23994667.

[30] BALABANIČ D, RUPNIK M, KLEMENČIČ A K. Negative impact of endocrine-disrupting compounds on human reproductive health[J]. Reproduction, Fertility, and development Dev. 2011, 23(3): 403-416. doi: 10.1071/RD09300. PMID: 21426858.

[31] ÖZEL Ş, TOKMAK A, AYKUT O, et al. Serum levels of phthalates and bisphenol-A in patients with primary ovarian insufficiency[J]. Gynecological Endocrinology, 2019 Apr, 35(4): 364-367. doi: 10.1080/09513590. 2018.1534951. Epub 2019 Jan 13. PMID:

30638094.

[32] LI C, CAO M, QI T, et al. The association of bisphenol A exposure with premature ovarian insufficiency: a case-control study [J]. Climacteric, 2020 Jul, 16: 1-6. doi: 10.1080/13697137.2020. 178 1078. Epub ahead of print. PMID: 32668991.

[33] AKIN L, KENDIRCI M, NARIN F, et al. The endocrine disruptor bisphenol A may play a role in the aetiopathogenesis of polycystic ovary syndrome in adolescent girls[J]. Acta Paediatrica, 2015 Apr, 104(4): e171-177. doi: 10.1111/apa.12885. Epub 2015 Feb 3. PMID: 2546 9562.

[34] KANDARAKI E, CHATZIGEORGIOU A, LIVADAS S, et al. Endocrine disruptors and polycystic ovary syndrome (PCOS): elevated serum levels of bisphenol A in women with PCOS[J]. the Journal of Clinical Endocrinology and Metablism, 2011 Mar, 96(3): E480-484. doi: 10.1210/jc. 2010- 1658. Epub 2010 Dec 30. PMID: 21193545.

[35] TAKEUCHI T, TSUTSUMI O. Serum bisphenol a concentrations showed gender differences, possibly linked to androgen levels[J]. Biochemical and Biophysical Research Communications, 2002 Feb 15, 291(1): 76-78. doi: 10.1006/bbrc.2002.6407. PMID: 11829464.

[36] 李婷婷, 许良智, 陈永亨, 等. 8 种环境内分泌干扰物对多囊卵巢综合征胰岛素抵抗的影响[J]. 南方医科大学学报, 2011, （10）: 1753-1756, 1777.

[37] CALAFAT A M, KUKLENYIK Z, REIDY J A, et al. Urinary concentrations of bisphenol A and 4-nonylphenol in a human reference population[J]. Environmental Health Perspectives, 2005

Apr, 113(4): 391-395. doi: 10.1289/ehp.7534. PMID: 15811827;
PMCID: PMC1278476.

[38] VAGI S J, AZZIZ-BAUMGARTNER E, SJÖDIN A, et al. Exploring
the potential association between brominated diphenyl ethers,
polychlorinated biphenyls, organochlorine pesticides, perfluorinated
compounds, phthalates, and bisphenol A in polycystic ovary
syndrome: a case-control study[J]. BMC Endocrine Disorders, 2014
Oct 28, 14: 86. doi: 10.1186/1472-6823-14-86. PMID: 25348326;
PMCID: PMC4287339.

[39] 王缘，朱琴玲，何亚琼，等. 卵泡液中双酚 A 在多囊卵巢综合
征发病中的作用及相关因素探讨[J]. 生殖与避孕，2016，36
（007）：552-556

[40] HU Y, WEN S, YUAN D, et al. The association between the
environmental endocrine disruptor bisphenol A and polycystic
ovary syndrome: a systematic review and meta-analysis[J].
Gynecological Endocrinology, 2018 May, 34(5): 370-377. doi:
10.1080/09513590.2017.1405931. Epub 2017 Nov 30. PMID:
29191127.30.

[41] 唐露，聂颖，刘琦，等. 环境内分泌干扰物双酚 A 与多囊卵巢
综合征的相关性研究[J]. 中华妇幼临床医学杂志（电子版），
2017，13（6）：627-632

[42] 晏佩佩，潘晓燕，王雪楠，等. 双酚 A 对雌性生殖器官的影响
及作用机制[J]. 中国医学科学院学报, 2013, 35（006）: 683-688.

[43] HENGSTLER J G, FOTH H, GEBEL T, et al. Critical evaluation
of key evidence on the human health hazards of exposure to
bisphenol A[J]. Critical Reviews in Toxicology, 2011 Apr, 41(4):

263-291. doi: 10.3109/10408444.2011. 558487. PMID: 21438738; PMCID: PMC3135059.

[44] PERETZ J, GUPTA R K, SINGH J, et al. Bisphenol A impairs follicle growth, inhibits steroidogenesis, and downregulates rate-limiting enzymes in the estradiol biosynthesis pathway[J]. Toxicological Sciences, 2011 Jan, 119(1): 209-217. doi: 10.1093/ toxsci/kfq319. Epub 2010 Oct 18. PMID: 20956811; PMCID: PMC3003833.

[45] ZHANG H Q, ZHANG X F, ZHANG L J, et al. Fetal exposure to bisphenol A affects the primordial follicle formation by inhibiting the meiotic progression of oocytes[J]. Molecular Biology Reports, 2012 May, 39(5): 5651-5657. doi: 10.1007/ s11033-011-1372-3. Epub 2011 Dec 21. PMID: 22187349.

[46] CHAO H H, ZHANG X F, CHEN B, et al. Bisphenol A exposure modifies methylation of imprinted genes in mouse oocytes via the estrogen receptor signaling pathway[J]. Histochemistry and Cell Biology, 2012 Feb, 137(2): 249-259. doi: 10.1007/s00418-011- 0894-z. Epub 2011 Dec 1. PMID: 22131059.

[47] REDDY P, LIU L, ADHIKARI D, et al. Oocyte-specific deletion of Pten causes premature activation of the primordial follicle pool [J]. Science, 2008 Feb 1, 319(5863): 611-613. doi: 10.1126/ science. 1152257. PMID: 18239123.

[48] HU Y, YUAN D Z, WU Y, et al. Bisphenol A Initiates Excessive Premature Activation of Primordial Follicles in Mouse Ovaries via the PTEN Signaling Pathway[J]. Reproductive Sciences, 2018 Apr, 25(4): 609-620. doi: 10.1177/193371911 7734700. Epub 2017 Oct

5. PMID: 28982275.

[49] 李昱辰. 青春期前双酚 A 暴露对大鼠卵泡发育的影响及其相关基因的表达与调控[D]. 福州：福建医科大学，2013.

[50] RODRÍGUEZ H A, SANTAMBROSIO N, SANTAMARÍA C G, et al. Neonatal exposure to bisphenol A reduces the pool of primordial follicles in the rat ovary[J]. Reproduction Toxicology, 2010 Dec, 30(4): 550-557. doi: 10.1016/j.reprotox.2010.07.008. Epub 2010 Aug 6. PMID: 20692330.

[51] 谭艳芳. 双酚 A 对成熟 SD 雌性大鼠卵巢的毒性作用[D]. 衡阳：南华大学，2011.

[52] ZHANG T, LI L, QIN X S, et al. Di-(2-ethylhexyl) phthalate and bisphenol A exposure impairs mouse primordial follicle assembly in vitro[J]. Environmental and Molecular Mutagenesis, 2014 May, 55(4): 343-353. doi: 10.1002/em.21847. Epub 2014 Jan 24. PMID: 24458533.

[53] ZHAO Q, MA Y, SUN N X, et al. Exposure to bisphenol A at physiological concentrations observed in Chinese children promotes primordial follicle growth through the PI3K/Akt pathway in an ovarian culture system[J]. Toxicology In Vitro, 2014 Dec, 28(8): 1424-1429. doi: 10.1016/j.tiv. 2014.07.009. Epub 2014 Aug 7. PMID: 25108129.

[54] 周伟，刘嘉茵，崔毓桂，等. 双酚 A 对颗粒细胞激素生成及相关甾体生成酶的影响[J]. 江苏医药，2008，34（1）：62-65.

[55] 金艳梅. 颗粒细胞对卵泡发育的影响[J].中国畜牧兽医，2010，37（8）：69-72.

[56] DURLINGER A L, GRUIJTERS M J, KRAMER P, et al. Anti-

Müllerian hormone inhibits initiation of primordial follicle growth in the mouse ovary[J]. Endocrinology, 2002 Mar, 143(3): 1076-1084. doi: 10.1210/endo.143. 3.8691. PMID: 11861535.

[57] GRUIJTERS M J, VISSER J A, DURLINGER A L, et al. Anti-Müllerian hormone and its role in ovarian function[J]. Molecular and Cellular Endocrinology, 2003 Dec 15, 211(1-2): 85-90. doi: 10.1016/j.mce. 2003.09.024. PMID: 14656480.

[58] 姚燕如，瞿鑫兰，张铭，等. 卵泡液中双酚 A 浓度与卵巢储备功能下降的相关性[J]. 武汉大学学报 (医学版)，2017，38 (5)：762-764.

[59] PERETZ J, CRAIG Z R, FLAWS J A. Bisphenol A inhibits follicle growth and induces atresia in cultured mouse antral follicles independently of the genomic estrogenic pathway[J]. Biology of Reproduction, 2012 Sep 21, 87(3): 63. doi: 10.1095/biolreprod. 112.101899. PMID: 22743301; PMCID: PMC3464906.

[60] 陈宝红，唐露，袁东智，等. 双酚 A 对原始卵泡池动态变化影响机制的研究进展[J]. 中华妇幼临床医学杂志(电子版)，2017，13 (5)：601-605.

[61] 王凌燕，王树迎，侯衍猛，等. 哺乳动物下丘脑-垂体-卵巢轴的研究进展[J]. 动物医学进展，2005，(07)：8-11.

[62] 陈宝红，胡颖，文舒，等. 双酚 A 通过影响下丘脑-垂体-卵巢轴发挥生殖毒性的研究进展[J]. 实用妇产科杂志，2019，35(4)：266-270

[63] FERNÁNDEZ M, BIANCHI M, LUX-LANTOS V, et al. Neonatal exposure to bisphenol a alters reproductive parameters and gonadotropin releasing hormone signaling in female rats[J].

Environmental Health Perspectives, 2009 May, 117(5): 757-762. doi: 10.1289/ ehp. 0800267. Epub 2009 Jan 7. PMID: 19479018; PMCID: PMC 2685838.

[64] FERNÁNDEZ M, BOURGUIGNON N, LUX-LANTOS V, et al. Neonatal exposure to bisphenol a and reproductive and endocrine alterations resembling the polycystic ovarian syndrome in adult rats[J]. Environmental Health Perspectives, 2010 Sep, 118(9): 1217-1222. doi: 10.1289/ehp.0901257. Epub 2010 Apr 22. PMID: 20413367; PMCID: PMC2944080.

[65] 薛颖，于宝生. Kiss-1 基因在双酚 A 诱导的雌性性早熟大鼠下丘脑中的表达 [J]. 南京医科大学学报，2007，27（012）：1377-1379.

[66] 杨帆，陈临琪，金美芳，等. 新生儿期不同剂量双酚 A 暴露对雌性大鼠青春发育的影响 [J]. 中国当代儿科杂志，2014，16(7)：754-758.

[67] JAVED Z, QAMAR U, SATHYAPALAN T. The role of kisspeptin signalling in the hypothalamic-pituitary-gonadal axis-current perspective[J]. Endokrynologia Polska, 2015, 66(6): 534-547. doi: 10.5603/ EP. 2015.0066. PMID: 26662653.

[68] ECKSTRUM K S, EDWARDS W, BANERJEE A, et al. Effects of Exposure to the Endocrine-Disrupting Chemical Bisphenol A During Critical Windows of Murine Pituitary Development[J]. Endocrinology, 2018 Jan 1, 159(1): 119-131. doi: 10.1210/en. 2017-00565. PMID: 29092056; PMCID: PMC5761589.

[69] XI W, LEE C K, YEUNG W S, et al. Effect of perinatal and postnatal bisphenol A exposure to the regulatory circuits at the

hypothalamus-pituitary-gonadal axis of CD-1 mice[J]. Reproductive Toxicology, 2011 May, 31(4): 409-417. doi: 10.1016/j.reprotox. 2010.12.002. Epub 2010 Dec 21. PMID: 21182934.

[70] 马明月，张玉敏，裴秀丛，等. 孕期暴露双酚 A 对子代雌性大鼠卵巢类固醇激素合成的影响[J]. 工业卫生与职业病，2015，（1）：7-10.

[71] LEE S G, KIM J Y, CHUNG J Y, et al. Bisphenol A exposure during adulthood causes augmentation of follicular atresia and luteal regression by decreasing 17β-estradiol synthesis via downregulation of aromatase in rat ovary[J]. Environmental Health Perspectives, 2013 Jun, 121(6): 663-669. doi: 10.1289/ ehp.1205823. Epub 2013 Mar 19. PMID: 23512349; PMCID: PMC3672913.

[72] 周娴颖，郝树芳，谢淑武，等. 双酚 A 对大鼠雌性子代卵巢发育和血管内皮生长因子蛋白表达的影响[J]. 生殖与避孕，2012，32（005）：293-300.

[73] KLENKE U, CONSTANTIN S, WRAY S. BPA Directly Decreases GnRH Neuronal Activity via Noncanonical Pathway. Endocrinology, 2016 May, 157(5): 1980-1990. doi: 10.1210/en. 2015-1924. Epub 2016 Mar 2. PMID: 26934298; PMCID: PMC4870872.

[74] ECKSTRUM K S, WEIS K E, BAUR N G, et al. Icam5 Expression Exhibits Sex Differences in the Neonatal Pituitary and Is Regulated by Estradiol and Bisphenol A[J]. Endocrinology, 2016 Apr, 157(4): 1408-1420. doi: 10.1210/en. 2015-1521. Epub 2016 Jan 20. PMID: 26789235; PMCID: PMC4816737.

[75] ZHOU W, LIU J, LIAO L, et al. Effect of bisphenol A on steroid

hormone production in rat ovarian theca-interstitial and granulosa cells[J]. Molecular and Cellular Endocrinology, 2008 Feb 13, 283(1-2): 12-18. doi: 10.1016/j.mce.2007.10.010. Epub 2007 Oct 25. PMID: 18191889.

[76] GÁMEZ J M, PENALBA R, CARDOSO N, et al. Low dose of bisphenol A impairs the reproductive axis of prepuberal male rats[J]. Journal of Physiology and Biochemistry, 2014 Mar, 70(1): 239-246. doi: 10.1007/s13105-013-0298-8. Epub 2013 Nov 24. PMID: 2427 1643.

[77] FERNANDEZ M O, BOURGUIGNON N S, AROCENA P, et al. Neonatal exposure to bisphenol A alters the hypothalamic-pituitary-thyroid axis in female rats[J]. Toxicology Letters, 2018 Mar 15, 285: 81-86. doi: 10.1016/j.toxlet.2017.12.029. Epub 2018 Jan 2. PMID: 29305326.

[78] GIESBRECHT G F, EJAREDAR M, LIU J, et al. Prenatal bisphenol a exposure and dysregulation of infant hypothalamic-pituitary-adrenal axis function: findings from the APrON cohort study[J]. Environmental Health, 2017 May 19, 16(1): 47. doi: 10.1186/s12940-017-0259-8. PMID: 28526030; PMCID: PMC54 37646.

[79] 田英，马明月. 环境内分泌干扰物暴露对女性生殖健康的影响 [J]. 沈阳医学院报，2020，22（2）：97-99.

[80] LATINI G, VERROTTI A, DE FELICE C. DI-2-ethylhexyl phthalate and endocrine disruption: a review[J]. Current Drug Targets: Immune, Endocrine and Metabolic Disorders, 2004 Mar, 4(1): 37-40. doi: 10.2174/1568008043340017. PMID: 15032624.

[81] BLOUNT B C, SILVA M J, CAUDILL S P, et al. Levels of seven urinary phthalate metabolites in a human reference population[J]. Environmental Health Perspectives, 2000 Oct, 108(10): 979-982. doi: 10.1289/ehp.00108979. PMID: 11049818; PMCID: PMC1240 132.

[82] PAN G, HANAOKA T, YOSHIMURA M, et al. Decreased serum free testosterone in workers exposed to high levels of di-n-butyl phthalate (DBP) and di-2-ethylhexyl phthalate (DEHP): a cross-sectional study in China[J]. Environmental Health Perspectives, 2006 Nov, 114(11): 1643-1648. doi: 10.1289/ehp.9016. PMID: 17107847; PMCID: PMC1665432.

[83] LUO Y, NIE Y, TANG L, et al. The correlation between UDP-glucuronosyltransferase polymorphisms and environmental endocrine disruptors levels in polycystic ovary syndrome patients[J]. Medicine (Baltimore), 2020 Mar, 99(11): e19444. doi: 10.1097/MD.0000000000019444. PMID: 32176075; PMCID: PMC7220089.

[84] MARTINEZ R M, HAUSER R, LIANG L, et al. Urinary concentrations of phenols and phthalate metabolites reflect extracellular vesicle microRNA expression in follicular fluid[J]. Environment International, 2019 Feb, 123: 20-28. doi: 10.1016/j. envint.2018. 11.043. Epub 2018 Nov 24. PMID: 30481674; PMCID: PMC6343661.

[85] WU H, ASHCRAFT L, WHITCOMB B W, et al. Parental contributions to early embryo development: influences of urinary phthalate and phthalate alternatives among couples undergoing IVF treatment[J]. Human Reproduction, 2017 Jan, 32(1): 65-75.

doi: 10.1093/humrep/dew301. Epub 2016 Dec 7. PMID: 27927 842; PMCID: PMC5165081.

[86] MÍNGUEZ-ALARCÓN L, MESSERLIAN C, BELLAVIA A, et al. Urinary concentrations of bisphenol A, parabens and phthalate metabolite mixtures in relation to reproductive success among women undergoing in vitro fertilization[J]. Environment International, 2019 May, 126: 355-362. doi: 10.1016/j.envint. 2019.02.025. Epub 2019 Feb 28. PMID: 30826614; PMCID: PMC6469504.

[87] 谭琴，秦道云，徐新云，等. 邻苯二甲酸二（2-乙基己）酯对大鼠卵巢病理和超微结构的影响[J]. 癌变·畸变·突变，2014, 26（5）: 369-373.

[88] DAVIS B J, MARONPOT R R, HEINDEL J J. Di-(2-ethylhexyl) phthalate suppresses estradiol and ovulation in cycling rats[J]. Toxicology and Applied Pharmacology, 1994 Oct, 128(2): 216-223. doi: 10.1006/taap. 1994. 1200. PMID: 7940536.

[89] LOVEKAMP-SWAN T, DAVIS B J. Mechanisms of phthalate ester toxicity in the female reproductive system[J]. Environmental Health Perspectives, 2003 Feb, 111(2): 139-145. doi: 10.1289/ehp. 5658. PMID: 12573895; PMCID: PMC1241340.

[90] XU C, CHEN J A, QIU Z, et al. Ovotoxicity and PPAR-mediated aromatase downregulation in female Sprague-Dawley rats following combined oral exposure to benzo[a]pyrene and di-(2-ethylhexyl) phthalate[J]. Toxicology Letters, 2010 Dec 15, 199(3): 323-332. doi: 10.1016/j.toxlet.2010.09.015. PMID: 20920559.

[91] GUO Y, YANG Y, GAO Y, et al. The impact of long term

exposure to phthalic acid esters on reproduction in Chinese rare minnow (Gobiocypris rarus) [J]. Environmental Pollution, 2015 Aug, 203: 130-136. doi: 10.1016/j.envpol.2015.04.005. Epub 2015 Apr 14. PMID: 25880617.

[92] 马明月，张玉敏，裴秀丛，等. DEHP 及 MEHP 对小鼠卵巢颗粒细胞分泌功能的影响[J]. 癌变·畸变·突变，2010，22（02）：104-111

[93] LASKEY J W, BERMAN E. Steroidogenic assessment using ovary culture in cycling rats: effects of bis(2-diethylhexyl) phthalate on ovarian steroid production[J]. Reproductive Toxicology, 1993, 7(1): 25-33. doi: 10.1016/0890-6238(93)90006-s. PMID: 8448412.

[94] INADA H, CHIHARA K, YAMASHITA A, et al. Evaluation of ovarian toxicity of mono-(2-ethylhexyl) phthalate (MEHP) using cultured rat ovarian follicles[J]. Journal of Toxicological Sciences, 2012, 37(3): 483-90. doi: 10.2131/jts.37.483. PMID: 22687988.

[95] AMBRUOSI B, URANIO M F, SARDANELLI A M, et al. In vitro acute exposure to DEHP affects oocyte meiotic maturation, energy and oxidative stress parameters in a large animal model[J]. PLoS One, 2011, 6(11): e27452. doi: 10.1371/journal.pone.0027452. Epub 2011 Nov 4. Erratum in: PLoS One, 2011; 6(11). doi: 10.1371/ annotation/ 4eeebe50-1b31-422c-94a0-effcf9eda85f. PMID: 22076161; PMCID: PMC 3208636.

[96] GUPTA R K, SINGH J M, LESLIE T C, et al. Di-(2-ethylhexyl) phthalate and mono-(2-ethylhexyl) phthalate inhibit growth and reduce estradiol levels of antral follicles in vitro[J]. Toxicology and Applied Pharmacology, 2010 Jan 15, 242(2): 224-230. doi:

10.1016/j.taap.2009. 10.011. Epub 2009 Oct 27. PMID: 19874833; PMCID: PMC2789888.

[97] WANG X, SHANG L, WANG J, et al. Effect of phthalate esters on the secretion of prostaglandins (F2alpha and E2) and oxytocin in cultured bovine ovarian and endometrial cells. Domestic Animal Endocrinology, 2010 Aug, 39(2): 131-136. doi: 10.1016/ j.domaniend. 2010.03.002. Epub 2010 May 2. PMID: 20444570.

[98] 王静静，赵华，王兴玲，等. 邻苯二甲酸（2-乙基己基）酯对小鼠卵母细胞发育潜能的影响[J]. 中华生殖与避孕杂志，2020（03）：219-224.

[99] 刘玉萍，李苓，刘京才，等. 孕鼠 DEHP 暴露影响胎儿早期卵母细胞 H3K27me3 表达的研究[J]. 青岛农业大学学报（自然科学版），2017（34）：191-195.

[100] 孙静，李荔群，吴岷，等. 邻苯二甲酸二丁酯宫内暴露对大鼠子代的生殖发育毒性研究. 上海预防医学，2015，27（8）：458-463

[101] 刘特. DEHP 对青春期雌性大鼠下丘脑—垂体—卵巢轴的毒性作用及其机制[D]. 长春：吉林大学，2016.

[102] 易青，高娜，张立颖，等. 出生前邻苯二甲酸二（2-乙基己基）酯暴露对成年后子代大鼠下丘脑昼夜节律相关基因表达的影响[J]. 环境与健康杂志，2018（10）：867-870.

[103] 黄玉敬，高娜，孙增荣. 邻苯二甲酸-单-乙基己基酯对原代培养新生大鼠下丘脑神经元活性的影响及其氧化损伤作用[J]. 环境与健康杂志，2015，32（12）：1058-1060.

[104] 道龙，高娜，孙增荣. 邻苯二甲酸单乙基己基酯对原代培养新生雌性大鼠下丘脑神经元生殖神经内分泌相关基因表达影响

[J]. 环境与健康杂志, 2017, 34（001）: 22-25.

[105] SVECHNIKOVA I, SVECHNIKOV K, SÖDER O. The influence of di-(2-ethylhexyl) phthalate on steroidogenesis by the ovarian granulosa cells of immature female rats[J]. Journal of Endocrinology, 2007 Sep, 194(3): 603-609. doi: 10.1677/JOE- 07-0238. PMID: 17761899.

[106] GREGORASZCZUK E L, PTAK A. Endocrine-Disrupting Chemicals: Some Actions of POPs on Female Reproduction[J]. International Journal Endocrinology, 2013, 2013: 828532. doi: 10.1155/2013/828532. Epub 2013 May 23. PMID: 23762054; PMCID: PMC 3674739.

[107] GRAVEL S, LAVOUÉ J, BAKHIYI B, et al. Multi-exposures to suspected endocrine disruptors in electronic waste recycling workers: Associations with thyroid and reproductive hormones [J]. International Journal of Hygiene and Environmental Health, 2020 Apr, 225: 113445. doi: 10.1016/j.ijheh.2019.113445. Epub 2020 Jan 10. PMID: 31962273.

[108] CHAO H R, WANG S L, LEE W J, et al. Levels of polybrominated diphenyl ethers (PBDEs) in breast milk from central Taiwan and their relation to infant birth outcome and maternal menstruation effects[J]. Environment International, 2007 Feb, 33(2): 239-245. doi: 10.1016/j.envint.2006.09. 013. Epub 2006 Oct 31. PMID: 17079016.

[109] GAO Y, CHEN L, WANG C, et al. Exposure to polybrominated diphenyl ethers and female reproductive function: A study in the production area of Shandong, China[J]. Science of the Total

Environment, 2016 Dec 1, 572: 9-15. doi: 10.1016/j.scitotenv. 2016.07.181. Epub 2016 Jul 30. PMID: 27485910.

[110] 温泉，刘红玲，苏冠勇，等. 斑马鱼卵中多溴联苯醚及其衍生物的同步分析[J]. 分析化学，2012（11）：73-77.

[111] PAN W, YE X, YIN S, et al. Selected persistent organic pollutants associated with the risk of primary ovarian insufficiency in women[J]. Environment International, 2019 Aug, 129: 51-58. doi: 10.1016/j.envint.2019.05.023. Epub 2019 May 17. PMID: 31108393.

[112] HUANG Y, YAN M, NIE H, et al. Persistent halogenated organic pollutants in follicular fluid of women undergoing in vitro fertilization from China: Occurrence, congener profiles, and possible sources[J]. Environmental Pollution, 2019 Jan; 244: 1-8. doi: 10.1016/j.envpol.2018.09. 134. Epub 2018 Oct 8. PMID: 30317085.

[113] JOHNSON P I, ALTSHUL L, CRAMER D W, et al. Serum and follicular fluid concentrations of polybrominated diphenyl ethers and in-vitro fertilization outcome[J]. Environment International, 2012 Sep 15, 45: 9-14. doi: 10.1016/j. envint.2012. 04.004. Epub 2012 May 7. PMID: 22572111; PMCID: PMC3366013.

[114] PETRO E M, LEROY J L, COVACI A, et al. Endocrine-disrupting chemicals in human follicular fluid impair in vitro oocyte developmental competence[J]. Human Reproduction, 2012 Apr, 27(4): 1025-1033. doi: 10.1093/humrep/der448. Epub 2012 Jan 20. PMID: 22267834.

[115] LILIENTHAL H, HACK A, ROTH-HÄRER A, et al. Effects of

developmental exposure to 2, 2, 4, 4, 5-pentabromodiphenyl ether (PBDE-99) on sex steroids, sexual development, and sexually dimorphic behavior in rats[J]. Environmental Health Perspectives, 2006 Feb, 114(2): 194-201. doi: 10.1289/ehp.8391. PMID: 1645 1854; PMCID: PMC1367831.

[116] YU L, LIU C, CHEN Q, et al. Endocrine disruption and reproduction impairment in zebrafish after long-term exposure to DE-71[J]. Environmental Toxicology and Chemistry, 2014 Jun, 33(6): 1354-1362. doi: 10.1002/etc.2562. Epub 2014 Apr 22. PMID: 24596126.

[117] KRAUGERUD M, DOUGHTY R W, LYCHE J L, et al. Natural mixtures of persistent organic pollutants (POPs) suppress ovarian follicle development, liver vitellogenin immunostaining and hepatocyte proliferation in female zebrafish (Danio rerio) [J]. Aquatic Toxicology, 2012 Jul 15, 116-117: 16-23. doi: 10.1016/j. aquatox. 2012.02.031. Epub 2012 Mar 5. PMID: 22459409.

[118] TALSNESS C E, KURIYAMA S N, STERNER-KOCK A, et al. In utero and lactational exposures to low doses of polybrominated diphenyl ether-47 alter the reproductive system and thyroid gland of female rat offspring[J]. Environmental Health Perspectives, 2008 Mar, 116(3): 308-314. doi: 10.1289/ehp.10536. PMID: 18335096; PMCID: PMC2265047.

[119] LEFEVRE P L, WADE M, GOODYER C, et al. A Mixture Reflecting Polybrominated Diphenyl Ether (PBDE) Profiles Detected in Human Follicular Fluid Significantly Affects Steroidogenesis and Induces Oxidative Stress in a Female

Human Granulosa Cell Line[J]. Endocrinology, 2016 Jul, 157(7): 2698-2711. doi: 10.1210/en.2016-1106. Epub 2016 May 24. PMID: 27219277.

[120] SUN M H, LI X H, XU Y, et al. Exposure to PBDE47 affects mouse oocyte quality via mitochondria dysfunction-induced oxidative stress and apoptosis[J]. Ecotoxicology and Environmental Safety, 2020 Apr 24, 198: 110662. doi: 10.1016/j.ecoenv.2020. 110662. Epub ahead of print. PMID: 32339927.

[121] HAN X B, LEI E N, LAM M H, et al. A whole life cycle assessment on effects of waterborne PBDEs on gene expression profile along the brain-pituitary-gonad axis and in the liver of zebrafish[J]. Marine Pollution Bulletin. 2011, 63(5-12): 160-165. doi: 10.1016/j.marpolbul.2011.04.001. Epub 2011 May 5. PMID: 21549400.

[122] 刘早玲, 张建清. 多溴联苯醚对甲状腺激素干扰毒性的研究进展[J]. 环境与职业医学, 2010 (2): 107-112.

[123] LI P, LIU L, ZHOU G, et al. Perigestational exposure to low doses of PBDE-47 induces excessive ER stress, defective autophagy and the resultant apoptosis contributing to maternal thyroid toxicity[J]. Science of the Total Environment, 2018 Dec 15, 645: 363-371. doi: 10.1016/j.scitotenv.2018.07.138. Epub 2018 Jul 17. PMID: 30029115.

[124] YU L, HAN Z, LIU C. A review on the effects of PBDEs on thyroid and reproduction systems in fish[J]. General and Comparative Endocrinology. 2015 Aug 1, 219: 64-73. doi: 10. 1016/j.ygcen. 2014.12.010. Epub 2015 Jan 10. PMID: 25585150.